増補版 **Augmented Edition**

今若者が危ない性感染症

青少年のための性感染症の基礎知識

石 和久 — 著
Dr. Ishi Kazuhisa

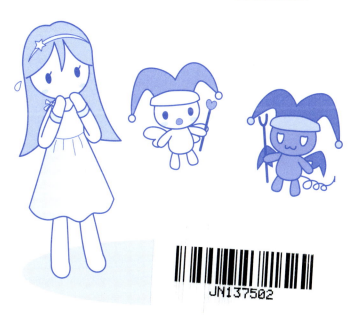

慧文社

増補版 今若者が危ない性感染症
―青少年のための性感染症の基礎知識―

-------- 目　次 --------

はじめに　　　　　　　　　　　　　　　　　　　　4

I. 性感染症とは

1. 性感染症とは　　　　　　　　　　　　　　　　8
   a. どのような病気なのだろう？　　　　　　8
   b. 病原体、感染症とは何だろう？　　　　　12
   c. 感染症の問題点は何だろう？　　　　　　14

2. 性感染症の歴史　　　　　　　　　　　　　　18

3. 性感染症の最近の動向は？　　　　　　　　　21

4. 性感染症の中で多いものは？　　　　　　　　25
   a. 各種性感染症の年齢別罹患率　　　　　　27

5. 若者に見られる性感染症の流行　　　　　　　29

6. 風俗に勤める女性と性感染症　　　　　　　　32
   a. 男性性感染症症例の感染源は？　　　　　36

<u>II. 性感染症の予防</u>

1. 性教育を始めよう　　　　　　　　　　　38
2. 性教育の必要性　　　　　　　　　　　　41
3. 性感染症にかかったら　　　　　　　　　44
4. 性感染症の検査　　　　　　　　　　　　48

<u>III. 様々な性感染症</u>

1. 淋　菌　　　　　　　　　　　　　　　52
2. クラミジア・トラコマティス　　　　　56
3. 梅　毒　　　　　　　　　　　　　　　60
4. 性器ヘルペス　　　　　　　　　　　　65
5. 肝　炎　　　　　　　　　　　　　　　70
　　a. A型肝炎ウィルス（HAV）　　　　　71
　　b. B型肝炎ウィルス（HBV）　　　　　72
　　c. C型肝炎ウィルス（HCV）　　　　　75
　　d. その他の肝炎ウィルス　　　　　　77
6. 性器カンジダ　　　　　　　　　　　　78
7. 軟性下疳　　　　　　　　　　　　　　80
8. トリコモナス感染症　　　　　　　　　81

7. もじらみ　　　　　　　　　　　　　84
   8. かいせん（疥癬）　　　　　　　　86
   9. ヒトパピローマウィルス　　　　　88
  10. HIV 感染症　　　　　　　　　　　93

IV. 性感染症とがん

   1. 肝炎ウィルスと肝がん　　　　　　　103
   2. ヒトパピローマウィルスと子宮頸がん　104
      a. 現在の子宮頸がん検診の問題点　　107
      b. 細胞診はどういう時にうけるの？　109
      c. 細胞診の判定　　　　　　　　　　111
      d. これからの子宮がん検診　　　　　113

おわりに　　　　　　　　　　　　　　　116

付録　法令集およびQ&A　　　　　　　119

> 娼妓取締規則／花柳病予防法／性病予防法／後天性免疫不全症候群の予防に関する法律／性感染症に関する特定感染症予防指針(旧)／性感染症に関する特定感染症予防指針の一部改正について／性感染症に関する特定感染症予防指針(新)／後天性免疫不全症候群に関する特定感染症予防指針／オーラルセックス(口腔性交)による性感染症に関するQ&A／梅毒に関するQ&A

はじめに

　性感染症と聞くと一般の人はどのように思い、どのような病気を想像するだろうか。感染症は有史以前から近代までヒトの病気の大部分を占めてきた。医学の歴史は感染症の歴史に始まったと言っても過言ではない。世界全体に目を向けると感染症は未だに死因の約 1/4 を占め、特にマラリア・結核・エイズ・腸管感染症は発展途上国で大きな問題である。我々日本人が一般的に思い出すのは結核とかインフルエンザではないだろうか。結核やインフルエンザ感染症は何をしなくても、すなわち感染者が近くにいるだけで感染する可能性がある。しかしエイズを含めた性感染症はセックスあるいは血液、体液などの接触がなければ感染しない。このため一般的に偏見が生じるのかもしれない。

　性感染症は様々な病原体から感染する病気で、種類により深刻度は異なる。適切に治療すれば治るが、放置すれば命にかかわるものもある。エイズ、

肝炎は適切に治さないと直ちに命に関わってくる代表であり、またパピローマウィルスは子宮頸部がんの原因ウィルスといわれ、性体験のある人は定期的に検診を受けないと将来子宮頸部がんになる可能性もある。

　大人になればセックスするのは当たり前のことだが、これによって病気になるのは特別の人と思っていないだろうか？　しかしどんな聖人君主でも一回限りの過ちはあるかもしれない。不幸にもこの一回で性感染症にかかるかもしれない。このようなとき誰にも相談できないということは、特に若い人には多いのではないないだろうか？　また、この病気は状況により、恋人関係あるいは家庭を崩壊させてしまう。

　エイズは最初薬害での感染が正面に取り上げられ、また神戸のある女性が感染したのを機会に、日本でも急激に関心を引くようになったが、最近では報道も下火となり、それにつれ人々の恐怖感あるいは関心は低くなった。だが、実際には水面下で増え続けている。2010年にはHIV感染者が5万人にな

るという予測もある。現在市町村では予防活動を行っていて、無料の検査も行ってくれる。

　本書の目的は、性感染症とはどのような病気なのか、深刻な病気なのか、また性感染症にかからないように予防すること、そしてもしかかったら他の人にうつすことなく、早く治せば一部のウィルス疾患を除いては大したものではないということを知ってもらうことである。

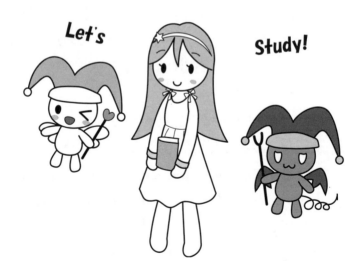

I. 性感染症とは

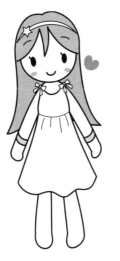

Venus

1. 性感染症とは

a. どのような病気なのだろう？

　性感染症（STD：Sexually Transmitted Disease）とはかつて性病（Venereal Disease：VD）と呼ばれていたもので、性行為により感染する疾患は他に多数あることがわかってきたため、新たな発想からこのように呼ばれるようになった。性病（VD）とはラテン語でヴィーナスの病気を意味する言葉で、従来梅毒、淋病、軟性下疳、第四性病（性病性リンパ肉芽腫）の4つの疾患を指していた。

　梅毒についてはコロンブスが1492年にアメリカ大陸を発見したおりヨーロッパに持ち帰り、その後バスコ・ダ・ガマの東方旅行によりインドへ、その後中国、琉球を経て1512年に日本にも広がったということはあまりにも有名な歴史である。しかしこれについては古くから議論されており賛否両論があるのも事実だ。現在と異なり交通の発達していな

い時代に、約20年足らずで地球一周したとすると大変驚くべきことである。日本では竹田秀慶著『月海録』によれば1512年に京都で、当時の人は唐瘡「トウカサ」と呼んでいた新しい病気（現在の梅毒）が流行したと述べられている。梅毒の病原体であるスピロヘータはドイツのシャウディン、ホフマンにより1905年に発見された。

　第四性病が日本人宮川により宮川小体として報告されたのは1935年で、現在クラミジア・トラコマティスによるものとされているものである。このクラミジア・トラコマティスが非淋菌性尿道炎、子宮頸管炎の病因の一つであることがわかったのは1970年代に入ってからである。現在症状のない感染症の代表のようなクラミジア、さらにエイズなど

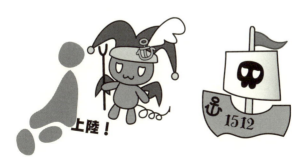

の出現で、性に関する感染症は自覚のないうちに一般人々が罹患(りかん)し、大きく広がる感染症として問題となっている。

現在そのような形の"性に関する感染症"は今やかなりなものが症状がなく、まさに"性のあるところ感染あり"という状況になっている。そのため、その性感染症という名前も性器局所に症状のない肝炎ウィルス、HIV、サイトメガルウィルス（cytomegarovirus）などの感染症が増えるにつれ、Sexually transmitted infection（STI）とも呼ばれるようになり、これが国際的な流れといってよい。

性行為によって感染する疾患はウィルス、クラミ

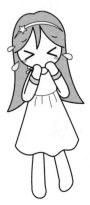
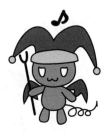

ジア、マイコプラズマ 細菌、真菌、原虫、寄生虫など広範なものであるが、どの範囲まで含めるかは報告者によって異なっている。性感染症と一般的に言われているのは表の通りである。

主な性感染症と原因微生物

- 淋菌感染症　　　　　　淋　菌
- クラミジア感染症　　　クラジミア・トラコマティス
- 非淋菌性尿道炎頸管炎　ウレアプラズマ
　　　　　　　　　　　　マイコプラズマ
- 尖圭コンジローマ　　　ヒト乳頭腫ウィルス 6,11
　子宮頸部, 異形性, 癌　ヒト乳頭腫ウィルス 16, 18, 31, 33, 35, etc
- 梅　毒　　　　　　　　トレポネーマ（スピロヘータ）
- 軟性下疳　　　　　　　軟性下疳菌
- 性病性リンパ肉芽腫　　クラジミア・トラコマティス
- 性器ヘルペス　　　　　単純疱疹ウィルス
- 肝　炎　　　　　　　　肝炎ウィルス A,B,C,G virus
- ATL　　　　　　　　　ヒトT細胞性リンパ腫ウィルス
- AIDS　　　　　　　　　HIV
　（後天性免疫不全症候群）
- 毛じらみ　　　　　　　昆虫 Phthirus pubis
- 疥癬（かいせん）　　　疥癬虫（ヒゼンダニ）

これ以外にも、サイトメガロウィルス感染症、伝染性単核症、アメーバ赤痢などを含める人もいる。

b. 病原体、感染症とは何だろう？

病気を引き起こす微生物などを病原体(びょうげんたい)といい、これによって起こされる病気のことを感染症という。感染症(かんせんしょう)（Infectious disease）とは、寄生虫、細菌、真菌、ウィルス、異常プリオン等の病原体の感染によって生じる病気の総称である。人に感染する微生物は約500種類にも及び、一生涯で100から200種類の微生物に感染すると言われている。感染しても症状を呈さないものもあり、それを不顕性感染と呼ぶが、後に症状が出るものもあり、一連の流れとして感染症と称する。

通常人には年齢、環境により変動があるものの、多数の細菌や真菌が常在している。このようなものを正常細菌群（常在菌）という。常在菌は健康な場合でも皮膚面や外界と直接接する粘膜面に生息している。ただし副鼻腔、気管支、肺胞、下部尿路は外界に接触するにも関わらず通常菌は見られず無菌と言われている。常在菌は身体を病原微生物から守る大切な働きをしている。たとえば母乳栄養児の腸管

内に生息するビフィズス菌は腸内感染を防ぐ役割をしている。

　細菌はバクテリアとも呼ばれ、構造の違いによってグラム陰性および陽性菌に分類される。植物や動物とは異なりきわめて多様な代謝系や栄養要求性を示し、すべての環境（主として水圏）が含まれる。チーズや納豆、ヨーグルトといった食品の発酵過程においても、古くから用いられてきた。また、腸内細菌群は食物の消化過程には欠かすことのできない一要素である。だが一部のものは病原細菌として、ヒトや動物の感染症の原因になる。

　ウィルス（virus）は、他の生物の細胞を利用して、自己を複製させることのできる微小な構造体で、たんぱく質の殻とその内部に詰め込まれた核酸からなる。ウイルス、ビールス、ヴィールス、バイラス、ヴァイラス、濾過性病原体、病毒などと表記することもある。

　寄生虫（きせいちゅう）とは、寄生生物のうち動物に分類されるものを指し、人間に寄生するものをいうことが多いが、種の数としては人間以外に寄生するものが多い。

c. 感染症の問題点は何だろう？

　20世紀後半の抗菌剤の目覚ましい発展により、感染症への医学的対応はかなり容易になってきている。そのため、日本においては一般社会はもとより、医学界でさえ"感染症恐るに足らず"と軽視する傾向が強まってきていた。ところが、最近 HIV/AIDS（いわゆるエイズ）などのウィルス感染症をはじめとして、種々のいわゆる新興感染症が再び人類の新たな脅威となってきた。

　新興感染症とは世界保健機関（WHO）の定義によると、「かつては知られていなかった、この20年間に新しく認識された感染症で、局地的に、あるいは国際的に公衆衛生上の問題となるもの」とされている。この定義は1990年に発表されたものであり、1970年以降に発生したものが新興感染症として扱われている。それに旧来の感染症の一部も再興感染症として再び頭を持ち上げはじめ、感染症全体への医学的関心が改めて高まりつつある。

　今やまさに"性のあるところ感染あり"あるいは

疑われると言え、性生活を持つ生殖年齢層の男女にとっては、気づかれないうちに"環境汚染"のような形で性感染症が拡散流行している。性感染症はいま、若い人たちを中心に流行し、その特徴は「症状が現れにくい」ということである。以前の日本で流行していた性病は、例外もあるが感染するとはっきりとした症状が現れることが多く、感染したことが本人に比較的早くわかったが、最近の性感染症は感染した本人でさえ気づかないことが多い。

　新しく流行しはじめている性感染症は、現在最も注目されているHIV感染、クラミジア・トラコマティス（C. trachomatis：Ct）やヒト乳頭腫ウィルス（HPV）感染をはじめとして、「症状が現れにくい」すなわち無症状のものが多くなり、日常の性生活の中に密かに浸透して来ている。そしてそれらクラミジア・トラコマティスや乳頭腫ウィルスなどは、生殖年齢相男女にそれぞれ5％前後の陽性率で検出されるようになっていると言われている。さらに古くからの典型的な有症性感染症とされている淋菌感染症さえも症状が現れにくい傾向にある。

性感染症の問題点は医学的なものだけでなく、危機管理意識や自意識の確立という教育や文化的因子も含んでいる。症状が現れないからといって放置しておいてよいわけではなく、後述するが例えば性器クラミジア感染症の場合、感染したまま放置していると、最悪の場合は不妊になることさえある。

　また、感染に気づかないということは、知らない間に他人にうつしてしまう可能性があり、実際、最近の性感染症の増加は、この無症状が背景にあると考えられる。さらに性行動の低年齢化で、これが進めばそれだけパートナーが増えるのは必然的である。

　人類の感染症との戦いは、目覚ましい予防医学・治療医学の進歩により、低開発国での大流行や開発国における新興・再興感染症問題などによる色々な問題はいまだ残っているものの、全体としてはその感染拡散領域はかなり限局化され管理化が進みつつあると言える。

　しかしそれにも関わらず、性感染症は他者の介入を許さない当事者2人だけの感染症管理意識に委ね

られていることから、最終的には医学や行政の手のどうしても及び得ない感染症として性感染症だけが残るのではないかとさえ推定されている。なぜ深刻な感染症と考えられていないかといえば、まずDirty disease（自業自得による好ましくない病気）として"性"に対する偏見があるためと考えられる。

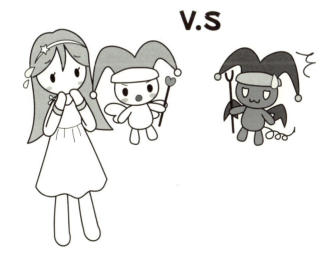

2. 性感染症の歴史

「新感染症予防法」は100年にわたり公布されていた「伝染病予防法」が、「エイズ予防法」および「性病予防法」とともに改訂一体化され1999年4月1日に新しく公布施行された。性感染に関連した法律は表の通りである。

1871年（明治4年）	梅毒検査規則（太政官御沙汰）
1900年（明治33年）	娼妓取締規則（内務省令）
1928年（昭和3年）	花柳病予防法
1948年（昭和23年）	性病予防法
1989年（平成元年）	エイズ予防法
1999年（平成11年）	新感染症予防法

日本における性風俗は、万葉集などから記載があり、制度として売春婦の取締りが行われたのは鎌倉幕府の時代が最初である。近代的公娼制の起源は、豊臣秀吉が京都に遊郭を設けたのが起源で、その後地方にも散在するようになり、江戸時代には江戸の吉原が有名である。公認された売春婦が一定区域

(遊郭)内で営業することを認可し、役所の取締りが容易に行える仕組みである。明治以降は遊郭が各地におかれ、貧困を原因とする身売りが社会問題となっていたのは一般的に知られている事実である。

『広辞苑』を引くと遊郭・遊廓とは、遊女を抱えた家が多く集まっている地域という意味で、遊女とは「(1)古来、宴席などで歌舞をし、また、寝所に侍(はべ)ることを職業とした女。(2)遊郭の女。娼婦(しょうふ)。女郎。」とある。すなわち遊廓とは売春を業とする店舗が集まった売春業の町なのである。

社会通念的倫理観では「悪」とされ、また法的にも「売春防止法」や「児童買春禁止法」で違法とされている売春行為であるが、人類最古の職業とも称され、また法的にはほんの40年ほど前までは合法であったのだ。世界各国の都市には必ずこのような場所、色街(いろまち)があり、日本でも、最も歴史の古い巨大都市である京阪神などに当然それはある。そんほとんどは"痕跡"を留めるのみとなっているが、今でも往時の姿でそのままの営業を続けているところも現実にはある。

第2次世界大戦後は、「公娼」（赤線）と「私娼」が存在し、日本の公娼制度は昭和33年まで存在した。赤線で働く女性は性病検診が義務づけられ、業者直営の診療所による検診、行政による検診が行われていた。昭和33年には売春防止法の全面実施により日本における公娼制度は消失し、それが形を変えて、ソープランド、ファッションマッサージ、SMクラブ、サロン、ピンクサロン、セクシーキャバクラ、ホテヘル、ホテトル、デリヘルなどの、いわゆる風俗店となっている。現在、風俗店では自主的に検診を行っているところが多い。

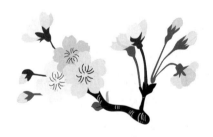

3. 性感染症の最近の動向は？

　現在、HIV/STD 感染予防キャンペーンによって国際的にほとんどの国で性感染症流行が抑えられている中、日本は唯一各種性感染症の増加が目立つという極めて特異な状況にある。性感染症患者がここ 20 年で急激に増加していることが厚生労働省の調査などで明らかとなっている。その理由として感染に対する無知、無防備な性交渉などが上げられるが、正確に検査できるようになったことも一因である。ただし感染症法に基づく発生動向調査によれば、2002 年をピークとして性器クラミジアを主する性感染症の定点報告数（医療機関あたりの患者数）は減少しているという報告もある。

　現在の性感染症の問題としては、症状の見られない（無症候性）感染者の増加と性器外の感染（咽頭炎）などがあり、性行為の多様化などが原因と考えられる。2006 年 8 月の厚生労働省エイズ動向委員会の報告では 4 月から 3 ヵ月間に報告されたエイ

ズウィルス（HIV）の新規感染者は男性226人、女性22人の計246人で、報告制度が始まった1984年以降で最多となったとしている。これまでの最多は2004年7～9月の209人で、動向委員会では「当年から始めた6月の検査普及習慣や、休日夜間の検査体制が整備された結果、検査件数が増え、感染者の報告数も増加したと考えられる」としている。新規感染者の感染経路は同性間性的接触が160人と最も多く、うち152人が日本国籍の男性で、また異性間接触は53人、その他や不明は35人だった。年齢別では20、30代が約66％と多いが、40代以上が前回（2006年1～3月）の約22％から約31％へ増加した。

　厚生労働省のエイズ動向委員会は、国内で2007年に新たに報告されたHIV感染者は1048人、エイズ患者は400人で、計1448人に上るとの速報値を発表した。感染者数が初めて1000人を超え、患者数との合計も過去最多となった。感染者・患者の合計報告数は2003年以降、5年連続で最多を更新し続けている。1448人の内訳は、男性が1336人とほとんどを占めた。感染経路は同性間の性的接触が

849人と大半で、異性間の性的接触は367人。薬物の乱用によるものは6人だった。年代別では30代が568人と最も多く、20代が348人、40代が292人と続いた（2008年2月13日、共同通信）。先進国で唯一感染者が目立って増加しているのが、他ならぬ日本だ。

東京都の性病・性感染症の動向および発生件数を見ると、性器クラミジア感染症が最も多く、次いで淋菌(りんきん)感染症、性器ヘルペス、尖圭(せんけい)コンジローマ、膣トリコモナス症と続いており、特に、トリコモナス症、淋菌感染症は増加の傾向を示している。また若

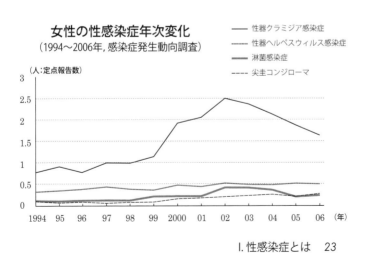

者の報告例が多く、増加の傾向が認められる。東京都の発生件数は全国平均を上回っており、性病・性感染症の大都市集中の傾向が認められる。

　風俗営業に従事している期間が長いほど、多くの罹患歴を有している可能性が高く、風俗へ行った後に病気になる人で一番多いのはクラミジアで、次が淋病と言われている。コンジローマ、ヘルペス、非淋菌性非クラミジア性尿道炎などもあり、最近はエイズや梅毒のおそれも否定できない。

　1回の性行為によって感染する率は淋病で30％とかHIVは2〜3％以下などという報告もあるが、運の悪い人は一度でかかる。また受けたサービス内容、接触時間、接触濃度によって感染の危険率は変わるので、一概に何％とは言えない。

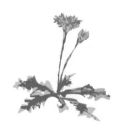

4. 性感染症の中で多いものは？

　全体として、性器クラミジア感染症（男子尿道炎および女子子宮頸管炎）と、非淋菌・非クラミジア性性器炎が圧倒的に多く、ついで性器ヘルペス及び淋菌性感染症が多いとされている。性器ヘルペスでは女子、淋菌性感染症では男子が特に多いことが注目をひくところである。次に尖圭コンジローマとなり、かつては"性病といえば梅毒"とされた梅毒の占める割合がきわめて小さいことは、"性病時代"が"性感染症時代"に変貌したシンボル的所見と言える。

　ただし我々の調査ではコマーシャルセックスワーカー（CSW, 性産業従事者）および一般的な集団においても高リスク型のヒト乳頭腫ウィルス感染（HPV）が最も多い性感染症である。これは現在までクラミジアおよび淋菌の検査は検査法も発達し十分行われているが、HPV検査法は簡易なものがなく、対象となる患者が限られているためと思われ

る。現在この感染症は子宮頸がんとの因果関係が認められており、今後子宮頸がん検診との関連で注目を浴びることだろう。

コマーシャルセックスワーカーにおける性感染症陽性率（1998～2006年）

	HPV ローリスク	HPV ハイリスク	クラミジア	淋菌
1998	46/299 15.4%	**145/299 48.5%**	37/299 12.4%	12/299 4.0%
1999	29/247 11.7%	**119/247 48.2%**	34/247 13.8%	10/247 4.0%
2002	58/474 12.2%	**234/504 46.4%**	59/504 11.4%	20/504 4.0%
2004	25/128 19.5%	**57/128 44.5%**	14/128 10.9%	4/128 3.1%
2006		**71/151 47.0%**		

陽性数/調査人数

コマーシャルセックスワーカー（CSW）と一般患者における検出率比較（1998,1999年）

	HPV ローリスク		HPV ハイリスク		クラミジア		淋菌		
	数	%	数	%	数	%	数	%	計
CSW	75	13.7	264	48.4	71	13.0	22	4.1	546
一般患者	6	2.6	14	6.0	7	3.0	1	0.4	233
P value	<0.01		<0.01		<0.05 P=0.011		<0.01		

a. 各種性感染症の年齢別罹患率

　全性感染症を見ると一般的に女子が優位であるが、10歳代後半から大きく増数し、20歳代前半でピークとなり、その後下降して40歳代に入ると分布カーブが平坦化する。20歳代前半のピーク時は、有症性感染症でも罹患率が同年齢人口の中で高率

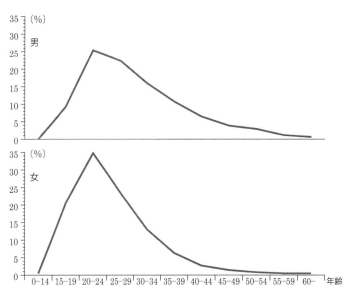

性器クラミジア感染症患者の年齢別割合
（2001〜2003年平均, 感染症発生動向調査　厚生労働省）

となっている。一方、男子はやはり10歳代に入り大きく増数するも、女子ほど著しくなく、20歳代に入り大きく増数し、20歳代後半でピークとなり、その後徐々に分布カーブは下降し、45歳後から分布カーブは平坦化する。性器クラミジア感染症を例にとってみると、前ページの表の通りである。

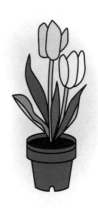

5. 若者に見られる性感染症の流行

 近年、若者層の性感染症が急速に増え、特に大都市を中心に、また10代後半から20代前半の間で増加している。セックスの相手が複数というのは今や若者の一般的な姿であり、また年代が若いほどセックスの相手が多いことも明らかにされている。

 過去現在にわたるセックスによる人と人のつながりあいを、性的ネットワークと呼ぶ。性感染症の流行は、この性的ネットワークの質と量に大きな関係があるとされている。性的ネットワークの量とは、ネットワークの広がり、パートナー数で、また質とは他のネットワークとのつながりや予防対策の実施状況のことを言う。

 性感染症の起因微生物も多様化し、クラミジア、淋病、ヘルペスウィルス、パピローマウィルスなどが主流である。これらの多くは無症状、あるいは比較的症状が軽微であるため、適切な治療が行われないまま周囲に感染が広がる危険性がある。一方、性

交以外の性行為による感染も増加し、これが性器外感染の増加につながっていると考えられる。また重複感染もしばしばみられる。若者の性行動の特徴としては、初交年齢の早期化、セックスパートナー数の増加、性行為の多様化（オーラルセックスなど）などがあげられる。

2007年8月医療関係者による性感染症予防の啓発活動を行っている民間団体「STOP！STDを考える会」が東京渋谷で10代後半の若者にアンケートしたところ、17人に一人がSTDにかかったことがあると回答した。これは性行動が極めて活発なグループのデータだが、性感染症の知識は不十分で、知らないうちに病気を広めている危険性があると同会は分析している。また466人中性体験があったのは68％で、5.8％が性感染症にかかったと答えた。性関係の相手は平均5.2人で、感染経験者に限ると平均37人と7倍も高かった。性感染症についての正しい知識は約2割しか持っていなかったという。またエイズが若者に広まりつつあるのも半数以上が知らなかった。

若年層および女性層の性行動の早期化、女性の性に対する活発化、パートナー数の増加、男性の風俗業利用など性的ネットワーク間のつながりの増加、予防対策をしていない人の増加が若年層の性的ネットワークの特徴である。特にHIVについてはその他の性病・性感染症の発生率の増加が拡大要因になり得るため、性的ネットワーク拡大要因がさらに増えている。

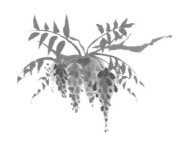

6. 風俗に勤める女性と性感染症

　昭和33年に売春防止法が制定されて以来、法律上「売春婦」という用語は存在しないが、いわゆるソープランドで働く女性等、コマーシャルセックスワーカー（Commercial Sex Worker, CSW）と呼ばれる職業はなくなってはいない。

　一般的に風俗に働く女性の多くは性感染症（性病）についての知識を持っていないと言われるが、一部ではインターネットなどで良く調べている人もいる。性感染症に対する基本的な認識は正しいが、「店の方針」「客が望む」「ペニスを立たせたり、いかせやすい」などの理由でコンドームを使わないケースが目立つようである。実際にフェラチオの際のコンドーム不使用は、性感染症知識の欠如ではなく、客からの要請が大きいことから、客に対する性感染症教育、予防介入の必要性が示唆されるとしている。

　HIV/STDに関する情報を望む人は多いようがあ

るが、実際の情報入手先は雑誌や同僚などが多い。またお店によっては定期健診を受けていることをネットで宣伝したり、受付に張り出しているが、問題は従業員たちが毎日何人ものお客にサービスしていることである。前にサービスを受けていた人が、あるいは昨日のお客さんが病気にかかっていたら、ピンポン感染のように病気を移す可能性が高い。

　コンドームを使わないセックスまたはオーラルセックスは、イソジンでうがいをしても、歯を磨いても感染の危険性があることを常に認識しておかね

咽頭および膣分泌物からの淋菌、クラミジアの検出

			咽頭分泌物			
			淋　菌		クラミジア	
			陽性	陰性	陽性	陰性
膣分泌物	淋　菌	陽性	3	3	0	0
		陰性	6	65	0	77
	クラミジア	陽性	0	5	1	3
		陰性	7	65	1	72

コマーシャルセックスワーカーを対象とした調査（2004年）
72人を調査して、咽頭では9人から淋菌、2人からクラミジアが検出された。また、膣と咽頭でそれぞれ3人、一人が同時に検出された。

ばならない。また慢性的に病気を持つと自覚症状は無くなり、コマーシャルセックスワーカーたちも自分が感染していることに気づかずに仕事をしている可能性が高い。風俗業では、月経中の性交渉、コンドームを使用しない性交渉など、性感染症予防に対する配慮が欠如している例が多くみられる。

　逆に男性側にも問題があり、風俗に頻繁に通う人が知らない間に病気になって、お店からお店へ、何人もの女性に、知らない間に感染させている実情もある。風俗業に従事する人、利用する客の多くは、性感染症知識の欠如はあるが、予防方法を知識としては知っている。しかしそれが実際に実行される割合はかなり少ないようである。このように、風俗での性感染症予防はきわめて難しいのが現状である。

　またコマーシャルセックスワーカーは表のように、一般の人と異なり複数のSTDにかかっている頻度が高い。

コマーシャルセックスワーカー (CSW) における
ヒト乳頭腫ウィルス (HPV), クラミジア, 淋菌の検出 (2004 年)

	ローリスク HPV	ハイリスク HPV	クラミジア	淋　菌	CSW 症例数
陰性 (全)	−	−	−	−	202
一種類陽性	+	−	−	−	44
	−	+	−	−	161
	−	−	+	−	15
	−	−	−	+	5
二種類陽性	+	+	−	−	25
	+	−	+	−	0
	+	−	−	+	0
	−	+	+	−	27
	−	+	−	+	6
	−	−	+	+	3
三種類陽性	+	+	+	−	10
	+	+	−	+	2
	+	−	+	+	1
	−	+	+	+	2
陽性 (全)	+	+	+	+	1
計	58 / 474	234	59	20	504

I. 性感染症とは

a. 男性性感染症症例の感染源は？

　男性性感染症症例の感染源としてコマーシャルセックスワーカーの占める割合は、患者の年齢層によって異なるが、25歳以上では淋菌性尿道炎が約70％、クラミジア性尿道炎が約40％、淋菌性尿道炎が64.3％、クラミジア性尿道炎が54.3％、男性性感染症全体の85％との報告が見られる。調査機関あるいは研究者によりその割合は異なってはいるが、理解できるのはコマーシャルセックスワーカーの性感染症保有率が男性の性感染症の発生頻度に大きく関与していることである。かつては、性感染症は歓楽街を中心に一部の限られた人々の病気と思われていたが、いまや一般の人々の生活の中に急速に広がってきている。

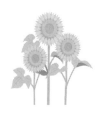

II. 性感染症の予防

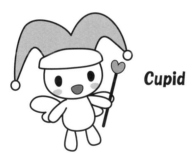

Cupid

1. 性教育を始めよう

　性感染症の予防には、自己管理の徹底と予防教育が重要で、性感染症に関する知識の普及、啓発、予防対策、早期検査および治療の普及が必要である。平成14年度からの文部科学省新学習指導要領には、中学生への性感染症教育がもりこまれているが、その内容をどのように実施していくかが問題である。近年、若者を中心に性感染症は増加しており、さらなる予防対策、適切な治療のための知識の普及が必要である。性感染症は正しい予防と対策を心得ていれば、決してこわい病気ではない。

　近年、セックスに対する感覚は非常にオープンになってきているが、複数のパートナーとのセックスは、それだけ感染する機会を増やしており、パートナーの特定が予防の基本である。セックス前後の入浴など、いつもからだを清潔に保つこと、また、手指は清潔に、特に肛門などを触れた手で膣や外陰部などに触れないようにすることも感染防止につなが

る。また一回かかったら感染者とパートナーの治療を徹底することが、感染拡大の予防につながる。

コンドームは性感染症の予防に欠かすことのできない強い味方である。使用しない性行為は性感染症に感染する可能性があり、逆に、コンドームを使用していれば多くの場合で性感染症にかからないようにすることができることを教育する必要がある。

コンドームは正しく装着すれば、まず破れることはない。もし使用しているときに破れたら、そのときは使い方が間違ったことが予想される。コンドームの使用方法など、すなわちコンドーム装着時に空気が入らないよう、装着する際に爪で引っ掻かないよう、また挿入時間が長くなる場合は途中でコンドームを付け替えるなどの教育する必要がある。

若年者におけるコンドームの使用状況調査によると、不特定の相手との場合、また性的パートナー数の多い場合ほど逆にコンドームの使用率は低くなるという結果が得られ、性感染症に対する予防意識の低さがわかる。これらは無防備の性行為ネットワークを生じ、性感染症拡散の温床になることが危惧さ

れている。男性側に意識がなければ女性用コンドームもある。いつでも女性の方でも携帯しておけば性感染症予防は可能である。

　HBV, HCVなどのウィルス感染予防対策としては、血液および血液に汚染されたものが他人に付着しないようすることが大切で、当然コンドームも有用である。

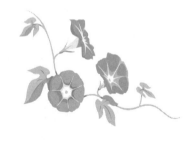

2. 性教育の必要性

　日本性教育協会（東京都文京区）が2006年に発表した12都道府県約5500人の青少年を対象にした性行動に関する調査（2007年5月17日共同通信）によると、大学生の性交体験率は前回調査の1999年は男子63％、女子51％だったのに対し、2006年は男子は63％で変わらなかったが、女子が62％に急伸した。高校生女子も前回より6ポイント伸びて30％となり、前回と同じ27％の男子を逆転した。中学生は男女とも3〜4％で前回と比べてほぼ横ばいだが、女子の性交体験の低年齢化が進んでいるのは確実で、性の実態は多くの親の想像を超えているようだ。

　全国高等学校PTA連合会などが2004年に実施した高校生約1万人を対象にした調査では、7〜8割が性交体験に肯定的で、性の低年齢化を心配する親の意識とのギャップがうかがえる。問題はこの数字の裏に性感染症や望まない妊娠の増加が隠されて

いることだ。性交や避妊などについて早くから具体的に教えるべきだとする考え方は、こうした現実に対処する意味合いもある。学校現場が混乱する中、産婦人科医や保健師、市民団体などが、子どもが気軽に悩みを相談できる街角の保健室を開設する動きもある。

性感染症予防の啓発活動を行っている民間団体「STOP！ STDを考える会」が2007年8月に渋谷駅周辺の街頭やクラブで15歳以上20歳未満の男女466人にアンケートを実施し、その結果、性経験があると答えたのは高校1年が35％、2年が55％、3年が71％、卒業生は86％と学年が上がるにつれて高くなったと報告している。また全体の6％が性感染症の感染経験があると答えた（2007年10月11日共同通信）。性経験率が高い半面、性感染症に対する意識は低いことも判明し、考える会は「早い段階で性教育を行って性感染症への正しい知識を得ることが重要だ」としている。

性感染症に関する調査では「コンドームをつけないと性感染症に感染する」ということは67％が

知っていたが、「クラミジアにかかって放置すると子どもが産めなくなる」や「子宮がんは性感染症と関係があるので早く検査した方がいい」ということを知っていたのはそれぞれ16％、12％にとどまるなど、性感染症への認識が十分でないことも分かった。

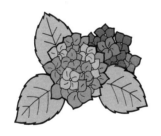

3. 性感染症にかかったら

　一般的に病気は早期発見早期治療が大切であり、感染した可能性がある人は、たとえ無症状でも早めに病院に行く必要がある。性感染症は症状が出ている部位の診療科に行けば良く、そこで検査してもらうのが最も適切である。すなわち女性の膣おりもの、かゆみでは婦人科、尿道炎では泌尿器科、皮膚の発疹あるいは潰瘍(かいよう)などでは皮膚科である。または性病科と標榜している病院、医院もある。症状と可能性のある性感染症を右表に示す。

　インターネットを介して自己採取検査キット郵送検診という手段も普及してきている。これは病院、診療所での受診を拒む、または遠距離にて受診できない患者を対象としたもので、自己採取した検体を検査センターに郵送し、2～3週間後に検査結果が個人に郵送されるシステムである。梅毒やクラミジア、淋病等の性感染症の検査を匿名で受けることができ、ためらいがちなSTD検査も、自宅で簡

症状と疑われる性感染症

男 性	女 性	
尿道の痛み 尿道からの分泌物	膣分泌物	淋菌感染症（粘液性、膿性） 膣カンジダ症 クラミジア（漿液性） 非淋菌、非クラミジア（漿液性） トリコモナス（悪臭、泡沫状）
外陰、性器のかゆみ、違和感		カンジダ 毛しらみ ヘルペス
直径1〜2mmの複数の水泡		ヘルペス
外陰、性器の腫瘤		梅　毒 尖圭コンジローマ
ソ径部リンパ節腫大		軟性下疳 梅　毒
性器の潰瘍		軟性下疳（深い） ヘルペス（浅い）

単に受けられる。特に、パピローマウィルス検査は今後、子宮頸がん検診のため、細胞診検査と併用した在宅検査が重要になると考える。著者の病院でも既に行っており、病院のホームページから申し込みし、郵送される検査キットを検査後当検査科に送り返せば、診療を受けることなく簡単に結果がわかる。

少なくともパピローマウィルス検査に関しては、医師が検査したのと被検者自ら行ったものでは検出率に変わりがないことが報告されている。一般的に性感染症検診率の低下が問題視されているなか、革新的な展開と考えられるが、医師による診察を除いた状況下で陰性結果に対する正診率はさらなる検討が必要である。症状があれば直ちに診療を受けに行くべきであるが、恥ずかしくて病院に行きたくない場合、無症状の時なら郵送検診を受ければ良いだろう。

しかし、例えば梅毒は外見上なんの異常もなさそうに見えても、梅毒の傷は膣や直腸や口の中に隠れていることがあり、診断を確定することは医療機関

での検査でしかわからない。性交渉の後で放尿したり陰部をよく洗ったりしても、予防にはならない。陰部における、いつもと違う分泌物、傷、発疹などが出現したときには、性交渉を控え医療機関で受診することが大切である。

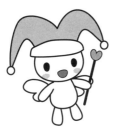
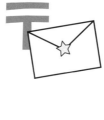

4. 性感染症の検査

　診断を正しく行うには、感染病原体（抗原）の検出が第一である。最近の簡易迅速検査（方法が簡単で早く結果がでる）の普及は目を見張るものがあるが、感度（どの程度検出できるか）的な理由により多くは抗体の検出にとどまっている。

　抗原とは病原体そのものを指し、抗体（antibody）とは、リンパ球のうちB細胞の産生するもので、特定のタンパク質などの分子（抗原）を認識して結合する働きをもつ。抗体は主に血液中や体液中に存在し、体内に侵入してきた細菌・ウィルスなどの微生物や、微生物に感染した細胞などを抗原として認識して結合する。感染してから抗体価が上昇するまでに数週間程度要するものが多く、抗体検出は初期感染の把握には適当ではない。従って性感染症には遺伝子検査が現状では最適な方法である。

　医学で用いられている遺伝子検査には、1.感染症の遺伝子検査　2.遺伝病の遺伝子検査　3.造血器

腫瘍の遺伝子検査（白血病など）　4.固形腫瘍の遺伝子検査（肺がん、乳がんなど）　5.遺伝子多型解析などがある。近年、この方法の発達に伴い操作性も簡易化され、さらに性感染症の分野では同一検体材料でクラミジア、淋菌、ヒトパピローマウィルスの核酸（DNA）検出が可能になった。これらの方法は診療機関で、または郵送検診でも可能である。性感染症治療を行ううえで初期感染を正確に診断でき、さらにモニタリングが可能である。

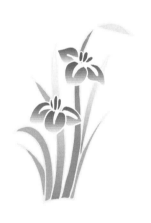

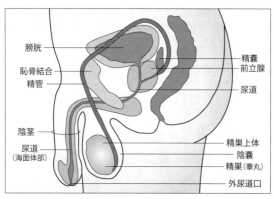

▲ 男性生殖器

女性生殖器 ▶

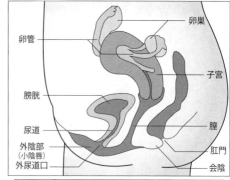

女性外性器 ▶

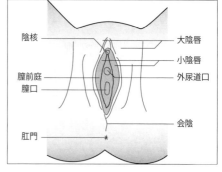

III. 様々な性感染症

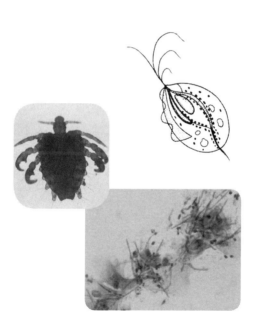

1. 淋　菌

　淋菌感染症（淋病）はいずれの国においてもクラミジア感染症と並んで頻度の高い感染症である。男性は急性尿道炎として発症するのが一般的であるが、放置すると前立腺炎、副睾丸炎となる。後遺症として尿道狭窄が起こる。尿道炎の症状は排尿すると痛みあるいはしみるような違和感があることである。急性の場合は発熱する。前立腺とは尿道を包んでいる栗の実大の組織で、男性特有の生殖器官。この部位にウィルス、細菌などにより炎症が起こるの

淋　菌

腎臓形をしたグラム陰性の双球菌（0.6〜1.0μm）で鞭毛を持たず、オキシダーゼ陽性である。

男子：尿道炎、前立腺炎

女子：子宮頸管炎、子宮内膜炎、附属器炎、不妊症、骨盤内感染症（PID）

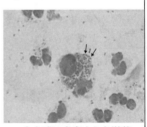

白血球に貪食された淋菌

が前立腺炎であり、女子は子宮頸管炎を起こすが、自覚症状のない場合が多い。感染が上行すると子宮内膜炎、卵管炎、骨盤内感染症を起こし、発熱、下腹痛を来す。後遺症として不妊症が起きることもあるので、注意が必要である。

その他、性行為の多様性により咽頭(いんとう)や直腸などへの感染や、また母子感染により新生児結膜炎などもある。

淋菌の検出法には通常の細菌学的検索法（塗抹グラム染色・分離培養）と遺伝子検出法（DNAプローブ法、PCR法、TMA法、LCR）などの非培養

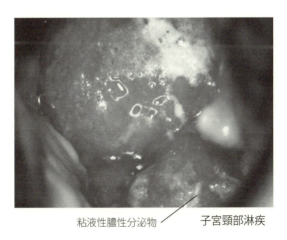

粘液性膿性分泌物　　子宮頸部淋疾

法がある。

　男性淋菌性尿道炎は、分泌物を塗抹グラム染色し顕微鏡で見ることにより、90％以上で速やかに診断ができるが、これは医師の技量によるところが大きい。しかし、女性の淋菌性子宮頸管炎の場合、この方法では男性淋菌性尿道炎に比べ感度が低く60％程度である。淋菌感染症の正診率を上げるためには、培養および遺伝学的方法の併用が望まれる。特に、女性の淋菌感染症は、自覚症状に欠く場合が多く、放置することで子宮外妊娠、不妊症、母子感染など重篤な合併症を生じうる。

　治療は、抗菌剤であるセフォジジムの静脈注射か、セフィキシムの経口投与である。

抗生物質と抗菌剤について

抗生物質、抗菌剤は、細菌を殺したり増殖を押さえたりする働きをする薬のことを指す。抗生物質は、種々の微生物種（細菌、真菌、放線菌）により生産され、他の微生物の発育を抑制し、破壊する化学物質と定義される。例えば、青カビから生成されるペニシリンなどである。また最近の科学の進歩により、抗菌力を持った薬剤を合成することが可能になり、これらは抗生物質の定義から外れるために、「抗菌剤」という呼び方をする。さらに、これらをひとまとめに「抗菌剤」と呼ぶことも多い。

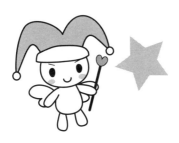

2. クラミジア・トラコマティス

　クラミジア属は4種に分類されるが、その中でも性感染症の原因となるものはクラミジア・トラコマティス1種である。現在流行しているクラミジア・トラコマティス感染症は若年層（15～29歳）、特に女性における発生頻度が高く、しかも自覚症状がないと報告されている。

　男性では、尿道から感染して急性尿道炎を起こす

クラミジア陽性像

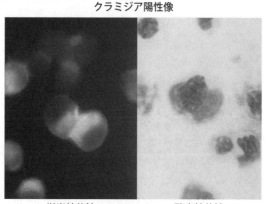

蛍光抗体法　　　　　酸素抗体法

陽性は、蛍光抗体法では緑黄色、
酸素抗体法では茶褐色を示し、細胞内に見られる。

が、症状は淋菌感染症よりも軽い。通常は性交後1〜3週間後に排尿時に痛むなどの症状が出る。さらに、前立腺炎、副睾丸炎を起こすこともある。

女性では、まず子宮頸管炎を起こし、その後、感染が子宮内膜、卵管へと波及し、子宮内膜炎、卵管炎、骨盤内感染、肝周囲炎を起こす。また、子宮外妊娠、不妊、流早産の誘因ともなる。妊婦が感染している場合には、主として産道感染により、新生児に封入体結膜炎を生じさせることがある。また、1〜2ヵ月の潜伏期を経て、乳幼児の肺炎を引き起こすことがある。

クラミジア検査法
(多数のキットが市販されている)

感染局所からの抗原検出が基本である。
抗原検出
1) 免疫学的方法(ポリクローナル抗体、モノクローナル抗体)
2) 核酸検出法(DNA プローブ法、PCR 法、Ligase Chain Reaction(LCR)法)、Hybrid Capture 法

淋菌との混合感染も多く、淋菌感染症の治癒後も尿道炎が続く場合にはクラミジア感染症が疑われる。さらに骨盤内に広がれば骨盤腹膜炎を発症し、このうち無症状のものを潜在性骨盤腹膜炎と呼ぶ。この感染はさらに上腹部に進展し、肝臓表面で増殖し、極めて重篤な症状を示す急性肝臓周囲炎を発症することもある。一方、妊婦が感染した場合、早産・流産の原因に、また分娩時の産道感染により新生児に結膜炎や肺炎を発症する。

またクラミジア感染は性器間のみではなく性器外性行為によっても感染し、オーラルセックスにより咽頭炎、扁桃炎など耳鼻科領域まで感染が波及する(p34参照)。男性の症状は尿道炎が大部分を占めるが、時に急性精巣上体炎、咽頭炎、直腸炎なども認められる。

初期の子宮頸管炎で、半数以上に症状がみられないことから、問診による性感染症の可能性を確認することが重要で、検査法としては病原体核酸(DNA)検出法(核酸増幅法)、特異抗体による抗原検出法、分離培養法、抗体検査などがあるが、臨床的に最

も普及しているのは病原体遺伝子検出法（DNAプローブ法、PCR法、LCR法）である。病原体遺伝子検出法による場合、3週間以内ではクラミジアの死菌を検出して偽陽性になることがある。一方、血清抗体検査では治療判定はできないが、抗原検出が不可能な例、前立腺あるいは卵管炎の場合では補助診断法として用いられることがある。

　治療はクラミジアに感受性をもつマクロライド系、フルオロキノロン系の一部、テトラサイクリン系抗菌薬が治療に用いられ、経口、もしくは点滴で投与される。

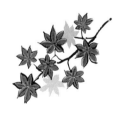

3. 梅 毒

梅毒(ばいどく)の病原体であるトレポネーマ（Treponema pallidum（Tp））は、長さ5〜20μm、幅0.25μmの螺旋(らせん)状の微生物で、人工培地では育たず、組織培養でもごくわずかしか繁殖せず、人体外では長時間の生存は不可能である。梅毒は、感染して9週までを第1期梅毒、感染して9週から3年までの第2期梅毒、感染後3年以上の第3期梅毒と区分する。エイズ患者では、免疫不全により潜伏期間の短縮、重篤化、進行の加速、治療抵抗性が生じ、また梅毒血清反応が陽性を示さない場合もある（特に血液製剤によるエイズ患者の場合）。

第1期は感染して3週間後に侵入局所に初期硬結が生じ、硬性下疳(こうせいげかん)と呼ばれ、その後潰瘍(かいよう)ができ、軟骨のような硬さとなる。軟骨様の硬度が特に診断に重要で、病変のわりには痛みはなく、数週間で消えてしまうが、その後瘢痕(はんこん)は数ヵ月残る。

第2期は感染後3ヵ月ころから、トレポネーマが

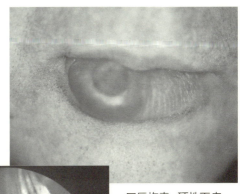

口唇梅毒，硬性下疳

女性膣入口部
梅毒初期硬結

男性陰茎　梅毒硬性下疳

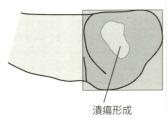

潰瘍形成

Ⅲ. 様々な性感染症について

血行性に局所から全身に広がり梅毒疹が生じ、梅毒性バラ疹、丘疹が全身に出現する。とくに掌足蹠に発生している。また、梅毒性脱毛も発症し、頭毛が不均一に抜ける。症状は数週間から数ヵ月続く。

第3期は感染後3年以上を経過したもので、ゴム腫を生じる。ゴム腫とは筋肉、骨、内臓にできるゴム状の硬さをもつ腫瘍のことである。

第4期は感染後10年以上を経過したもので、心臓血管系、中枢神経系が侵され、大動脈中膜炎、大動脈瘤、認知失調、進行麻痺などの症状が現れ、ときには死に至ることもある。

梅毒の診断のための検査法として血清反応検査が一般臨床に広く用いられている。この方法は、患者血清中の梅毒抗体の存在を証明し、間接的にトレポネーマの存在を確定するものである。血清反応検査は大きく分けて、脂質抗原を用いる脂質抗原法（serological test for syphilis；STS法）かトレポネーマ抗原を用いるTp法2種類があり、その組み合わせにより推定的な診断を可能にしている。

STS法の代表的なスクリーニング検査法として

ガラス板法およびRPR法（rapid plasma regin）があげられる。いずれも容易に実施でき、定量化することで治療効果の判定も可能である。しかし、Tp法に比較して特異性に欠け、生物学的偽陽性結果を招く場合がある点を考慮する必要がある。生物学的偽陽性とは、梅毒以外の病気、すなわち膠原病などで陽性となることである。

Tp抗原を用いる検査法には、TPHA（Treponema pallidum hemagglutination test）およびFTA-ABS（Fluorescent treponemal anti-body-absorption test）がある。これらは、STS法のような疾患活動性や治療効果に相関するものではなく、一度陽性に

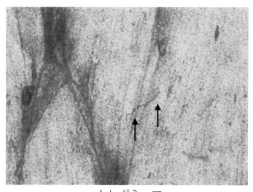

トレポネーマ

なると生涯陰性化することはないとされている。

2種類の血清反応検査結果の解釈は{STS法(−)、Tp法(−)；陰性}、{STS法(−)、Tp法(+)；治療後または古い梅毒}、{STS法(+)、Tp法(+)；活動期}および{STS法(+)、Tp法(−)；初期感染または生物学的偽陽性}と推定される。

トレポネーマはペニシリンに感受性が高く、これまで耐性獲得は認められておらず、したがって、抗生物質の中でもペニシリンが最も有効、安全で廉価な薬剤であり、梅毒治療の薬としてもっとも多く使用されている。

梅毒血清反応の解釈

STS (−), TPHA (−)	非梅毒、または感染初期
STS (−), TPHA (+)	治療後、または古い梅毒
STS (+), TPHA (+)	梅　毒
STS (+), TPHA (−)	生物学的偽陽性、または感染初期

STS：感染後約2-4週間で陽性　TPHA：約4週間で陽性

4. 性器ヘルペス

　性器ヘルペスは、水ぼうそうウィルスの親戚で、単純ヘルペスウィルス herpes simplex virus（HSV）1型または2型の感染症で、外陰部に小水疱（しょうすいほう）、びらんを形成する。風邪を引いた時口唇にできる水疱もやはり単純ヘルペスウィルスである。口唇ヘルペスは性感染症ではないと言われていたが、性行為の多様化により、性器間のみでなく口を介した感染例もしばしば見られ、したがって現在この区別は意味がない。感染後、感染部位の末梢神経から進入して、腰仙髄（せんずい）神経節に潜伏し、潜伏感染した HSV は何ら

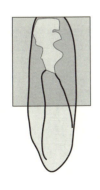
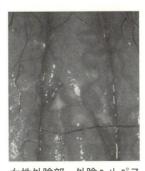

女性外陰部　外陰ヘルペス

かの誘因によって再活性化し、神経を通って粘膜や皮膚に達し、その部位に病変を形成する。そのため再発がよく見られ、臨床的には初感染初発型、再活性化による再発型、免疫抑制状態になったとき、潜伏ウィルスにより初めて病変が生じる非初感染性初発型（誘発型）に分類される。性器ヘルペスは、感染後2～10日から軽いかゆみを感じ、次第に痛みが増し、男性では亀頭、陰茎、陰嚢部（いんのう）、肛門周囲に小水疱が見られ、腫脹（しゅちょう）が認められる。その後小水疱は、びらんになり、不規則な形となる。さらに、リンパ節の腫脹、排尿時の痛みや排尿困難を伴う。潰

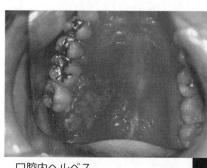

ヘルペス蛍光抗体法
Type 1 陽性

口腔内ヘルペス

（東京歯科大学 井上教授 提供）

痛は2〜6週間で自然治癒するが、ごくまれに、項部硬直、羞明(しゅうめい)、頭痛を伴う無菌性髄膜炎や、ウィルス血症を生じ全身感染を起こすことがある。再発型の場合は、男性では亀頭を除く陰茎部に好発し、限局的で一般には症状は軽く、4日〜2週間で治癒する。女性では性器皮膚粘膜に感染すると、知覚神経を伝って仙髄神経節に至り、ここで潜伏感染する。潜伏しているヘルペスウィルスは時々再活性化され、再び神経を伝って外陰部に水疱性、潰瘍性病変

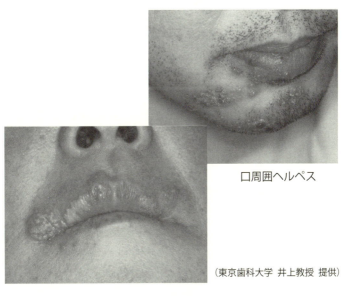

口周囲ヘルペス

(東京歯科大学 井上教授 提供)

を作るが、病変を作らず性器に排出されることもある。初感染の場合、70％は症状がなく、症状が出る場合には強い症状が出ることが多く、再発型では症状は一般的には軽くなる。性器ヘルペスは主に性行為または類似の行為で感染し、HSV-1の初感染はオーラルセックスによる感染が多く、また感染源と考えられる約70％の性行為パートナーが無症状であるといわれている。単純ヘルペスウィルスは経産道感染により垂直感染を生じ、特に分娩時に性器ヘルペスを発症すると新生児ヘルペスを起こす可能性が高く、その死亡率は20〜30％とされている。母子感染（垂直感染）は初感染の場合生じやすく、再発例ではわずかしか生じない。母体に性器ヘルペスを認める場合の分娩時には、帝王切開による娩出が勧められている。

　通常、診断は、外性器の臨床症状（初めての潰瘍性または水疱性病変）および病変部からのヘルペスウィルス抗原検出によってなされる。ヘルペスウィルス検出の検査は、ギムザ染色による顕微鏡検査、特異抗体によるウィルス抗原の検出（蛍光抗体法）、

ウィルス遺伝子検出、ウィルス分離、血清学的検査によって行われる。

　治療はできるだけ早期に十分の量の抗ウィルス薬（アシクロビル、パラシクロビル、ビダラビン）を投与することにより行う。初感染の場合、軽症、中等症の場合は内服で、重症および免疫不全の場合には点滴による投与を、再発型で軽症の場合抗ウィルス薬軟膏の塗布また貼付で行われる場合もあるが、それ以外は内服による投与を行う。潜伏感染したヘルペスウィルスは抗ウィルス薬が効かず、一応治癒しても再発を繰り返す。一方、固定したカップル間での感染率は1年間に約10％といわれており、パートナーの追跡調査も必要である。

5. 肝　炎

　現在、肝炎ウィルスはA型肝炎ウィルス(HAV)、B型肝炎ウィルス（HBV）、C型肝炎ウィルス（HCV）、D型肝炎ウィルス（HDV）、E型肝炎ウィルス（HEV）、G型肝炎ウィルス（HGV）の6種類に分けられ、またTTウィルス（TTV）も肝炎ウィルスに含まれると考えられているが、HDVは日本ではまれである。感染経路はHAVでは通常経口感染、HBV、HCVでは主として血液を介した感染で、その他のウィルスについては不明確な点が多いのが現状である。以前私がコマーシャルセックスワーカーでHBV、HCV、HIVを調査した結果では一般人に比べ、HCVにかかっている人が割合的に若干多かった。

a. A型肝炎ウィルス (HAV)

　HAVは、感染者の糞便中に排出されたHAVが何らかの理由で未感染者の口に入ることで感染する。このように経口感染を示すため研究者により性感染症としては認めていないが、男性同性愛者間では性行為、口腔、肛門性交により感染が生じることから、一般的に性感染症に含めている。症状は、発熱、および食欲不振、悪心、嘔吐などの消化器症状、全身倦怠感、黄疸で、B型、C型と比べて38℃以上の発熱を出す場合が多い。

　A型肝炎は、血清中にIgM型HA抗体を検出することで診断される。通常は特別な治療をしなくても、ほとんど3ヵ月以内で治癒するが、胆汁うっ帯を起こした場合は薬剤投与が必要となる。A型肝炎の劇症化はB型肝炎と比較すると、かなり少なく予後も良好である。予防には、A型肝炎ワクチンの接種が有効で、ワクチンによるHA抗体獲得率は、3回の接種で5年後でもほぼ100％を示すと云われている。

b. B型肝炎ウィルス（HBV）

　HBVは、主として輸血、医療行為などの血液から感染、あるいは人の密接な接触でも感染する。HBV感染には持続性感染と一過性感染があり、免疫機能の未熟な乳幼児がHBVに感染すると多くが持続感染になることが知られている。また、B型急性肝炎の患者の5～30％が性行為によって感染するとされるが、一般には一過性感染である。性行為の頻度が高い場合、また梅毒などその他の性感染症で

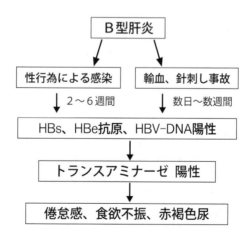

粘膜の損傷がある場合、当然感染の危険性が高い。一過性感染には臨床症状のみられない不顕性感染と急性肝炎があり、80％が不顕性感染であり、不顕性感染では、無症状のままHBs抗体（B型肝炎表面抗原）が検出され、その後治癒する。B型肝炎では、潜伏期からHBs抗原の検出で診断可能である。HBV DNAは潜伏期から陽性となり、発症後早期に陰性となる。HBs抗原は潜伏期から陽性となり、症状の改善と共に陰性化する。IgM型HBc抗体は潜伏期から陽性となり、症状の改善と共に抗体価は低下するが、長期間低力価で検出される。一方、B型急性肝炎の場合は潜伏期間の後、黄疸、発熱、消化器症状、倦怠感などの症状がみられる。成人が感染した場合は、通常慢性化することなく治癒するが、B型肝炎の5〜10％が慢性化しB型慢性肝炎となるといわれている。治療は主にインターフェロンの投与により行われる。性行為によるHBV感染は、未感染者のパートナーがHBVキャリアである場合に起こる。感染防止にはHBワクチン接種が有効で、性行為による感染だけでなく、母児間感染、ま

た保育園内などの水平感染に対しても有効である。ただしHBワクチンにより獲得した抗体は3〜4年で消失するので、抗体が消失した場合にはワクチンの追加接種が必要である。私がコマーシャルセックスワーカーを調査した結果では、彼女たちは比較的高頻度でワクチン接種を受けている。

c. C型肝炎ウィルス（HCV）

　C型急性肝炎は他のウィルス肝炎とほぼ同様の症状・経過であるが、一般にはA型、B型に比べ軽症で、劇症化はまれである。HBV感染と同様、HCV感染には持続性感染と一過性感染があり、特にHCV感染では成人でも感染すると多くが持続感染になり、急性肝炎の60〜80％が慢性肝炎に移行するとされている。感染は、輸血を含む医療行為が主であるが、一部母児間感染、夫婦間感染もある。またHBVと同様、性行為の頻度が高い場合、また粘膜に損傷がある場合、感染の危険性が高い。肝

C型肝炎の特徴

1) C型肝炎は血液を介しての感染が大部分であるが、性行為あるいは母子感染が認められている。
2) 多くの場合は無症状に経過する。特徴は高率に慢性化することであり、初感染例の約62-77％が慢性化すると考えられている。
3) 診断はまずHCV抗体を測定し、陽性の場合はHCV-DNAを測定する。
4) 慢性化が考えられる場合はインターフェロン治療

機能検査に異常があり、HCV抗体が陽性であれば、C型肝炎と診断される。この方法は大部分の症例に有効だが、無症状で現在HCVに感染しているかどうかを知るためには、HCV-RNAの測定が必要である。また、C型急性肝炎は多くが慢性化する。治療は、インターフェロンを用いるが、長期投与の場合、血小板減少、間質性肺炎、うつ病、甲状腺機能異常などの副作用が現れることが知られている。

d. その他の肝炎ウィルス

G型肝炎ウィルス（HGV）、E型肝炎ウィルス（HEV）、TTウィルス（TTV）が知られているが、未だ不明な点が多く、STDとしては認められていない。またD型肝炎ウィルス（HDV）は、日本ではほとんどみられない。

6. 性器カンジダ

　カンジダ属の真菌(しんきん)（カビの一種）によっておこり、成人女性の約10％、妊婦の約30％にカンジダ菌の膣内感染が認められるとの報告がある。ただ、カンジダ菌の検出だけでは性器カンジダ症とは言えない。もともとカンジダ菌は口腔内に存在し、乳幼児や老年者では免疫力の低下などにより、口腔カンジダ症やカンジダ性口内炎を起こすことが知られている。男性に症状が出ることは少なく、また症状が出ても軽く、すぐ治ってしまう。もともと体内にある菌が原因で症状が出る「自己感染」、出産時の「産道感染」もある。性行為による感染もあるが、もともと人が体内（膣内、腸管など）に持っていることが多い菌で、何らかのきっかけ（体調を崩すなど）によって、さまざまな症状を引き起こす。女性の場合は、膣と外陰部に同時に症状が現れることが多く、女性性器が痛がゆくなるほか、ぽろぽろしたチーズのようなおりものが出ることが特徴で、顕微

鏡で調べると他の病気と確実に区別できる。膣洗浄や塗り薬で治療することになる。菌を持っていなくても性交渉によってうつることもある。感染後何年も症状がでないこともあり、感染源を特定することは難しい。膣カンジダ症は再発することが多い。

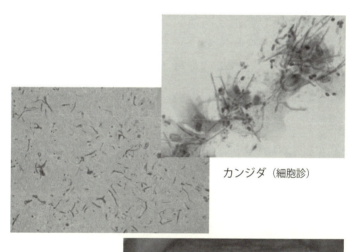

カンジダ（細胞診）

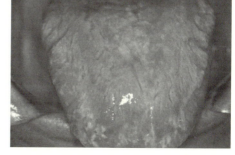

口腔内真菌症
（エイズ患者）

III. 様々な性感染症について　79

7. 軟性下疳

　軟性下疳はかつて性病の1割を占めていたが、サルファ剤や抗生物質（ペニシリンなど）の登場により激減、先進国ではほとんど見られない病気となった。しかし、現在でも南アジアや熱帯地方での発生はある。この病原体は軟性下疳菌という棹菌で、人体の外部では極めて弱い。症状は潜伏期が短いのが特徴で、感染後2～3日で赤く盛り上がったイボのようなものができ、膿が出て黄色くなり、形が崩れて潰瘍状になる。この潰瘍を軟性下疳という。この潰瘍の表面にうみが付いていて、こすると容易に出血し、激しい痛みを感じる。発生する部分は男性では包皮・亀頭・包皮小帯など、女性では小陰唇・尿道・子宮膣部・肛門周辺に多く発生する。軟性下疳は感染が局所に止まるので、治療は容易である。

8. トリコモナス感染症

　トリコモナスは原虫の一種で、膣トリコモナス、腸トリコモナス、口腔トリコモナスがあり、それぞれ感染部位に特異的な性質を持っている。生殖器に感染し病原性を示すのは膣トリコモナスだけである。感染は性交が主で、衣服やタオルあるいは便器や浴槽を通じた感染、また妊婦から新生児への垂直感染なども報告されている。感染者の年齢層は他の性感染症とは異なり非常に幅広いのが特徴である。男性の症状としては尿道炎である。本来前立腺や精

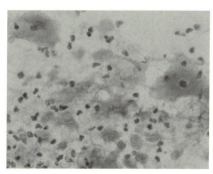

トリコモナス（細胞診）

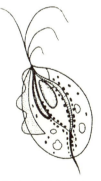

トリコモナス原虫

嚢に棲息し、尿道に出てくることで尿道炎を引き起こし、また、膀胱炎、精巣上体炎、まれに包皮下に感染し亀頭包皮炎を起こすこともある。女性の症状は非常に多様で、帯下と呼ばれるおりものの増加（粘液性の膣排出物）が最も多い自覚症状で、その他排尿障害、外陰部のかゆみ、刺激感、悪臭などがある。また膣炎を起こすこともあり、この場合トリコモナス以外の菌との混合感染が一般的にみられ、同時に感染した菌が悪臭の原因となる。子宮膣部は感染により発赤し、"苺状"と呼ばれる所見が見られる。さらに尿道炎が1/4にみられ、またバルトリン腺炎がみられるが、これは合併する細菌感染による。また、女性の場合、確定診断は膣に貯留する分泌物の顕微鏡検査、あるいは培養検査によるトリコモナスの検出によって行われる。男性で尿道炎のある場合は、尿道擦過による標本や尿沈渣を用い検査が行われる。トリコモナス感染症は、直接の感染症状のほか、他の疾患の発症にも影響を及ぼし、クラミジア、淋菌感染症と同様、HIV感染リスクを増加させるとされ、卵管炎などの骨盤内感染症や子宮

頸がんの患者にトリコモナス感染が多いという報告もある。トリコモナスは他の細菌、ウィルスなどを子宮内へ運ぶ因子であり、他の感染症を引き起こす原因になっている。

　トリコモナス感染症は、ピンポン感染を起こすことから、パートナーとともに治療することが必要で、治療薬はニトロイミダゾール系薬剤（メトロニダゾールなど）が広く用いられる。男性ではトリコモナスは前立腺にも存在するため経口投与が行われ、女性の場合でも尿路感染の可能性があるため経口投与が必要で、自覚症状の改善が早い膣座薬による局所療法が併用される。治癒判定は自覚症状の消失、トリコモナス原虫の消失の確認でなされ、パートナーと共に治療する必要がある。

7. 毛じらみ

　いわゆるケジラミは、体長1mm前後のやや茶色がかった白色の吸血性昆虫で、寄生することによって発症する。主に性行為によって感染し、陰毛に寄生し、陰部のかゆみが特徴で、成年男性によくみられる。一方、寝具やタオルなどを介する間接感染もあり、ごくまれに親子（特に母子）の間の感染が生じ、幼乳児の頭髪、まゆ毛、まつ毛に感染がみられるとの報告もある。シラミ類は宿主選択性が高く人のみに感染し、幼虫成虫雌雄を問わず吸血する。症状は寄生部位のかゆみで、多くは感染後1〜2ヵ月でかゆみを自覚、主に陰毛に寄生するが、肛門周囲、わき毛、胸毛、大腿部の短毛、さらに、ひげ、まゆ毛、まつ毛にも寄生するとの報告がある。診断は、顕微鏡検査により寄生したケジラミを確認することでなされ、ケジラミが頭髪に寄生した場合は他のシラミとの鑑別が必要となる。しかし虫体の形状で容易に区別できる。治療はフェノトリンパウダー

の散布、またはフェノトリンシャンプーを用いれば良いが、これらの薬剤は卵に対する効果が弱いので、卵の孵化期間（1週間前後）を考慮し、3〜4日毎に3〜4回繰り返し治療をする必要がある。相互感染を防ぐため家族単位で治療する必要がある。ケジラミは他のSTDとは異なり、コンドームでは予防できず、相互感染を防ぐことが再感染予防に必要である。また、患者の着ていた衣服は熱処理あるいはドライクリーニングを行う必要がある。

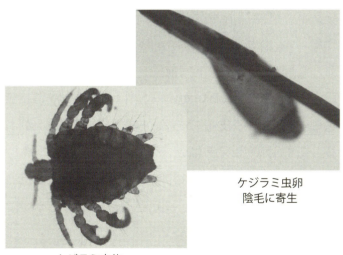

ケジラミ虫卵
陰毛に寄生

ケジラミ虫体

8. かいせん（疥癬）

　かいせん（疥癬）はヒゼンダニが人の皮膚の角質層に寄生して起こる感染症で、通常のかいせんと角化型かいせんがある。最近では角化型かいせんの集団発生が多く、若者だけでなく、老人病院、高齢者介護施設などで高齢者とその介護者に発症が増えている。常に清潔にしておくことが大事で、最近市販されている、家庭で10分程度で簡単にできる判定キット、ダニアレルゲンでチェックすることも必要である。　潜伏期間は約1ヵ月間、発症すると、腹部、大腿部、ワキの下、前腕、上腕などに紅斑性小丘疹が散発し、激しいかゆみを伴い、また特異な症状として線状の皮疹であるかいせんトンネルがある。これはヒゼンダニが卵を産み付けている場所で、手や指によくみられ、またこのほか、赤褐色の小豆大の結節（皮膚の下にできる、軟らかく赤い隆起）がみられることもある。

　角化型かいせんは、重症感染症、悪性腫瘍などの

基礎疾患や、副腎皮質ホルモン剤や免疫抑制剤の投与による免疫力の低下に伴い発症する。普通のかいせんでは首から上には寄生しないが、角化型かいせんでは頭部、耳などにも寄生し、また爪に寄生することもある。

通常のかいせんの診断は、症状および夫婦に同様の症状が見られることで推定できるが、確定診断は顕微鏡検査により、皮膚から虫体、卵、糞を検出することで行われる。治療薬としては、殺ダニ作用を持つ硫黄剤、安息香酸ベンジル、クロタミトンが使われ、通常のかいせんの場合これらを頸部より下に全身塗布、角化型かいせんでは、頭部も含め全身塗布することを繰り返すことにより行われる。約1ヵ月の潜伏期間があるため、一人が発症したときには、その周囲の人（同室で寝起きする人など）も治療を行う必要もある。また集団発生の場合、感染源患者の隔離を行い、また感染が予測される人にも予防的治療を行う必要がある。

9. ヒトパピローマウィルス

　ヒトパピローマウィルス（HPV）は良性腫瘍の原因となるヒト腫瘍ウィルスとして最も早く発見されたものであるが、あまり注目をあつめず、発がん因子として多くの研究者に注目されるようになったのは1983年である。最近のデータでは性感染症の最も一般的な微生物であり、若年者を中心に広く蔓延し、全世界では年間3億人が感染するとWHOは推定している。性感染症としては尖圭コンジローマとして比較的早くから知られているが、頸部異形成および頸部がんとの因果関係に疫学的なコンセンサスが得られるまで10年近くの歳月を要した。

　一般的には尋常性疣贅と呼ばれる皮膚の腫瘍あるいは外陰部に出来るいぼである尖圭コンジローマと言えば簡単に想像がつくと思われる。尖圭コンジローマ（Condyloma acuminatum）は、6、11型などが原因で、生殖器とその周辺に発症する。淡紅色ないし褐色の病変で特徴的な形態を示し、視診によ

HPV と関連疾患

1) **婦人科領域**
   尖圭コンジローマ：HPV 6, 11
   子宮頸癌および異形成：HPV16, 18, 31, 33, 35, 45, 51, 52, 56, 58
2) **耳鼻科（口腔）領域**
   扁平上皮癌：HPV30, 40, 乳頭腫：HPV 2, 6, 11
3) **皮膚科領域**
   尋常性疣贅, 足底疣贅：HPV 1, 2, 4, 57
   扁平疣贅：HPV 3, 14
   Bowen 病、Bowenoid papulosis（ボウエン様丘疹症）：HPV 16, 39, 52

（数字は HPV のタイプ）

る診断が可能である。自然治癒が多い良性病変で、一般に自覚症状に乏しいが、外陰部腫瘤の触知、違和感、帯下の増量、かゆみ、疼痛が初発症状となることが多い。表面がとげとげしく角化した隆起性病変が特徴で、淡紅色〜褐色の乳頭状、鶏冠状、あるいはカリフラワー状と表現される。好発部位は、男性では陰茎の亀頭部、冠状溝、包皮内外板、陰嚢で、女性では膣、膣前庭、大小陰唇、子宮口、また男女とも、肛門及び周辺部、尿道口である。子宮頸部、膣に発症した場合は、外陰の病変同様のいぼ状を呈することもあるが、扁平な病変を形成すること

が多い。20～30%は3ヵ月以内に自然消退する。

　HPVは腫瘍ウィルスであり、現在100種類以上に分類され、このうち性器病変に同定されるのは40種類以上とされ、また前ページの表のように様々な良悪性腫瘍に関連している。

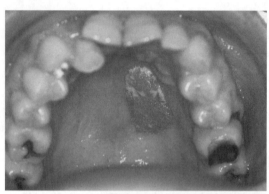

口腔内乳頭腫

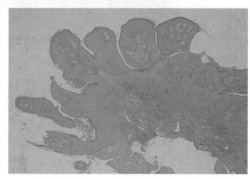

尖圭コンジローマ

HPVは、あまりがんと関係のないものと、がんに密接に関連したタイプの2種類がある。尖圭コンジローマなど肉眼的にいぼとしてはっきりしたものは比較的悪性とは関係ない。子宮頸部がんあるいは陰茎がんなどと関連した悪性型HPVは肉眼的病変を起こさないものが多い。またこれらのうち90％以上は免疫応答によりウィルスを自然排出するが、残りは持続感染を許し子宮頸がんや前がん病変となると考えられる。頸部がん検診および異形成病変における本感染症の診断は子宮頸がん移行への予測のためにも重要になってきている。HPV感染症の診断には、血清診断が困難なことより感染細胞の検出

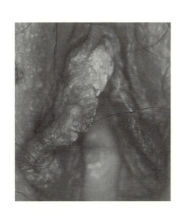

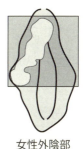

**女性外陰部
尖圭コンジローマ**

鶏冠状またはカリフラワー状
と呼ばれる疣贅(ゆうぜい)がみられる

III. 様々な性感染症について

および核酸（DNA）検出の2種類がある。この手法を用い、頸がん症例の9割以上にHPVが検出されたという研究報告で、HPVとがんとの関連性についての研究成果が向上したことは言うまでもない。

現在では、より簡便かつ感度、特異性に優れた核酸検出法の開発が進んでいる。簡便なキットやRNAプローブを用いたハイブリッドキャプチャー法があげられる。われわれの経験においても高感度で特異度もすぐれ、高価な機械を必要とせず、操作法も簡便である。また、近年、増加傾向にある淋菌、クラミジアおよびヒトパピローマウィルスを同一材料で同時に同定が可能である点で、検査センターだけでなく、従来測定が困難であった診療所も含めた中小の病院でも広く使用されるようになっている。先に述べたように郵送検診が可能である。

10. HIV 感染症

　エイズウイルス（HIV）感染症は現在世界におよそ 7000 万人の感染者がいるとされている。超大国の中国、インドを抱えるアジア、太平洋地域では、1 千万人近い感染者、患者が差別、偏見などと闘っている。この世界的規模での感染症は 1981 年に米国で報告されたのが初めてであり、歴史は短いものである。その後多くの研究者によりこの疾患がレトロウィルス感染症であることが突き止められ、感染経路病態などが明らかにされた。レトロウィルスとは RNA ウィルスのことである。

　また華僑(かきょう)向け通信社、中国新聞社によると、中国疾病予防コントロールセンターは中国で 2008 年 9 月末までに報告があった HIV 感染者は約 22 万人で、うち発症者は約 5 万 5000 人と明らかにした。同センターの汪寧副主任によると、同年新たに確認された感染者は 3 万 2235 人で、うち 6435 人が発症、3095 人が死亡した。感染ルートでは薬物使用など

に比べて性交渉が増加しているという。2010年中国では少なく見積もっても2000万人にのぼるという予測もある。アジア諸国においてはカンボジア、中国、インド、ミャンマーなどが増加傾向である。将来予測としてはオーストラリア、ニュージランドは減少傾向とされている。

HIV感染症はその疾患病期により、HIV初感染、慢性感染期、AIDS期に分けられる。以前は大部分のHIV感染者は、発症後10〜15年で致死的免疫不全状態、すなわちAIDS（後天性免疫不全症候群、いわゆるエイズ）に至るとされていたが、現在は良い薬ができ進行が抑えられている。

初感染では、半数以上に発熱、リンパ節腫脹、咽頭炎、発疹、筋肉痛・関節痛など感冒様自覚症状があり、さらに下痢、頭痛、吐き気、嘔吐、肝脾腫、体重減少、口腔白苔、神経症状がある。症状からは通常の感冒として見逃される場合も多い。診断はHIV抗体検査では陰性または保留であり、血漿HIV-RNAの検出によりなされる。慢性感染期は、初期には免疫状態は保たれており自覚症状はな

HIV の感染経路

1）性的接触
2）血液およびその製剤

　　以上に限られ、空気感染、飛沫感染、飲食物を介した感染、さらに単なる接触による感染等の報告はない。

HIV 感染症の診断基準

HIV 抗体スクリーニング検査法陽性 および
　　（ELISA 法、PA 法、免疫クロマトグラフィー法）
1）抗体確認検査陽性（Western Blot 法、IFA 法）
　　または、
2）HIV 抗原検査、ウイルス分離及び核酸診断法陽性

AIDS の診断基準

後天的な免疫不全状態が生じ、その結果日和見合併症が生じた状態

HIV 感染症診断基準 + 指標疾患が一つ以上

いが、免疫能が徐々に破綻し、それに伴い症状が現れるため、無症候期と症候期（カンジダ症、1ヵ月以上続く発熱・下痢など）に分けることもある。AIDS期の症状は免疫能破綻が進行すると、重篤な日和見感染症（病原性の弱い微生物が、感染者の免疫力の低下によって引き起こす病気）が合併し、いわゆるAIDS（後天性免疫不全症候群）となる。症状は合併した日和見感染症の症状が中心で、AIDS状態では治療しないと2年前後で死に至るとされている。日和見感染がなければ、抗HIV療法は非常に効果的だが、重篤な日和見感染を発症している場

AIDSの指標疾患

1）真菌症（カンジダ、クリプトコッカス、コクシジオイデス、ヒストプラズマ、カリニ肺炎）
2）原虫症（トキソプラズマ症、クリウトスポリジウム、イソスポラ症、）
3）細菌感染症（化膿性細菌感染症、サルモネラ菌血症、活動性結核、非定型抗酸菌症）
4）ウイルス感染症（サイトメガロウイルス、単純ヘルペス）
5）腫瘍（カポジ肉腫、原発性脳リンパ腫、非ホジキンリンパ腫）
6）その他（反復性肺炎、リンパ性間質性肺炎、HIV脳症、HIV消耗性症候群）

合には、抗HIV療法を試みても間に合わないことが多くある。

HIV感染症の主な感染経路は性的接触だが、血液を介した感染も認められる。通常の日常生活の範囲では感染しない。性交渉による感染頻度は膣性交の場合、男性から女性が0.1〜0.2％、女性から男性が0.03〜0.09％、肛門性交による男性間が0.1〜3％と一般的に言われている。またオーラルセックスに

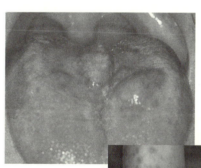

HIV陽性, カポジ肉腫
（東京歯科大学 井上教授 提供）

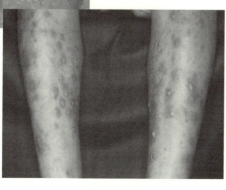

よる感染は非常に少ないが、可能性は報告されている。HIV感染症は、通常の日常生活の範囲では感染が成立することはなく、性的接触が重要な感染経路になる。そのためより安全な性的活動に関する教育・自覚が必要で、性的接触に関して予防に有効だと考えられることとしては、性的関係のパートナーを減らす、正確で持続的なコンドーム（女性用も含め）の使用、他の性感染症があると感染しやすいため他の性感染症検査および治療などがあげられる。

HIV感染症の診断は基本的に抗体検査である。これはスクリーニング検査と確認検査があり、スクリーニング検査はELISA法、確認検査はウエスタンブロット法が基本である。またHIV初感染時には抗体検査は陰性になることが多いため、血漿HIV-RNA量測定も有用である。血漿HIV-RNA量はその他病勢判定、抗HIV療法の効果判定として重要で、またCD4陽性Tリンパ球数（CD4数）も病状の進行度合いを把握するための指標として用いられる。

HIVの垂直感染は、経胎盤感染、経産道感染、

経母乳感染の全ての経路で起きる可能性がある。垂直感染は母体血漿中の HIV-RNA 量と関係があり、1000 コピー /mL 以下の場合には垂直感染は通常認められず、HIV の垂直感染の防止のために、妊娠中からの抗 HIV 薬の内服、帝王切開術による分娩、新生児への抗 HIV 薬の投与、母乳保育の禁止などが行われる。

早期 HIV 感染症（または長期未発症者、ほとんど免疫機能の低下のない状態）、中期 HIV 感染症（徐々に免疫機能の低下が進行する）、後期 HIV 感染症（明確な免疫機能の破綻が存在する状態）、末期 HIV 感染症の３つの病期に分けられる。

HIV 治療は、抗 HIV 薬　1. 核酸類似体逆転写酵素阻害剤（NRTI）　2. 非核酸類似体逆転写酵素阻害剤（NNRTI）　3. プロテアーゼ阻害剤（PI）　4. 吸着阻害剤の内服がある（抗 HIV 療法）。抗 HIV 療法は多剤併用が基本で、これらの薬剤を組み合わせて処方されるが、抗 HIV 薬は、ウィルスの増殖を抑制するのみで根絶できないため、抗 HIV 療法は「免疫能を回復し、重篤な HIV・日和見疾患合併の

可能性を抑え、制限の少ない日常生活を継続する」ということが目的である。

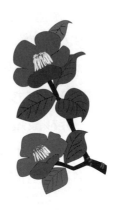

IV. 性感染症とがん

Virus

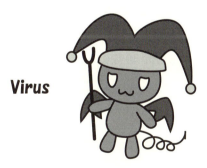

性感染症の多くは怖くない単なる感染症であるが、一部この内にはがんに密接に関連したものがある。肝炎ウィルスと肝がん、パピローマウィルスと子宮頸部がん、HIV感染による免疫不全による二次的ながんなどが良く知られている。ただしこれらはかからないように、またかかってもがんにならないように予防することが十分可能なものである。正しい知識が必要である。

　内閣府が発表した「がん対策に関する世論調査」では、日本人の死亡原因トップであるがんの早期発見、早期治療に繋がるがん検診について、94.7%が重要と思うと答える一方で、がん検診の未受診率は、大腸がん54.7%、肺がん52%、乳がん50.2%、子宮がん37.9%であった。日頃実践しているがん予防策として、定期的にがん検診を受けることを挙げた人は29.7%であった。厚生労働省がん対策推進室は、「検診による早期発見の必要性について、まだまだ周知が足りない」と分析している。

1. 肝炎ウィルスと肝がん

　肝がんは、日本人をはじめ東洋人に多いといわれ、わが国における肝がんによる死亡は、平成10年では全がん死の11.8%を占め、第4位となっている。肝炎ウィルス、特にC型肝炎ウィルスは20年以上の長い年月を経て、肝硬変そして肝がんを発症する。B型肝炎ウィルス（HBVキャリア）C型肝炎ウィルス（HCVキャリア）は本来、肝がんになりやすいと言われている。肝がんの原因の多くはこれらの肝炎ウィルスで、男性、女性ともに60歳代で急増し、特に男性はその傾向が強く、死亡者数は男性が女性の2倍以上といわれている。通常コンドームで感染予防は可能で、またかかってもインターフェロン治療でがん予防は可能である。

2. ヒトパピローマウィルスと
子宮頸部がん

　現在子宮頸がんはわが国の女性性器がんで最も頻度が高く、原因は HPV 感染症によることが明らかとなっている。子宮頸部がんは世界の女性のがんでは二番目に多く、毎年約 50 万人が診断され約 25 万人が死亡しているとされている。さらに最近では舌がん、因喉頭がん、食道がんとの関連も指摘されている。

　WHO によれば、2005 年には発展途上国では 25 万人以上が子宮頸がんの発生を見て、今後 10 年間で子宮頸がんによる死亡率が 25％上昇すると言われている。またこれら感染症の 90％以上は免疫応答によりウィルスを自然排出するが、残りは持続感染を許し子宮頸部がんや前がん病変となると考えられる。持続感染とは病原体が身体から排除されず体内にすみつくことである。特に 10〜20 代の女性では感染しても約 70％は 1 年以内に、90％は 2 年

以内に消失されていると言われている。約10％はHPVが消失せず感染が長期化、すなわち持続感染することがあり、この場合異形成から子宮頸がんに進展する可能性がある。通常感染から子宮頸がんに至る期間は平均10年以上とされているが個人差があり、免疫力が弱い場合は数年で進行する場合もある。

現在子宮頸部がんの検診は細胞診で行われている。またHPV検査は、このウィルスが性交渉で感染し、子宮頸部がんの原因ウィルスと考えられているにも関わらず、現在保険には導入されていない。
[注]2011年より保険が導入された
これは厚生労働省が「HPV検査に子宮頸部がんの死亡率を下げる効果があることを示す根拠がない」としているためと考えられる。しかし頸部がん検診および異形成病変における本感染症の診断は子宮頸がん移行への予測のためにも重要になってきている。先にも述べたように、現在がん検診受診率が低いこと、現在の細胞診による検診は特に欧米では見落としが多いとされ問題となっており、子宮頸がん検診におけるHPV検査導入が目指されている。

さらに、子宮頸がんにならないためワクチンの導入が検討されている。現在オーストラリアでは2007年7月に始まった新しい国営プログラムで、2009年6月まで2年間に限っては12歳〜26歳まで子宮頸がんワクチンの無料接種を受けられた。また12〜13歳の中学生の女子生徒を対象に、この2年間で全員に無料接種を実施したという。日本もこの方向性を目指すと思われる。

［注］2013年以降厚生労働省は子宮頸がん予防ワクチンの積極的な接種を勧めていない

a. 現在の子宮頸がん検診の問題点

　子宮頸がん検診の目的はまず第一に死亡率の減少、第二に異形成の段階で診断し子宮を残すような治療（温存治療という）を行うことである。日本における検診は1960年代から行われはじめ、現在30歳以上の女性を対象に一次スクリーニングとして細胞診を実地し、異常がある場合にはコルポスコピー（拡大鏡）下組織診により二次検診をする。細胞診による頸がんスクリーニングの結果、この50年の間に子宮頸がんの発生頻度および死亡数は75％減少した。しかし近年では、検診受診率が低迷し、若年層を中心に死亡率が上昇しているのが現状である。英国や米国では子宮頸部がん検診が国家レベルで行われており、対象となる女性の80％以上が受診しているが、日本では住民検診の受診率は約14％、企業検診を含めても受診率は約22％と低い水準である。このため日本は先進国の中でも死亡率が高くなってきている。ロシュ・ダイアグノスティックスがインターネットで未婚を含む20～50代の女

性600人を対象に行った女性の健康意識調査によると、乳がんや子宮がんなどの若年化傾向を知りつつも、20～34歳の女性で婦人科検診を受けているのは約3割と、検診に対する意識が低い。受診しない理由としては「デリケートな診察を伴うので抵抗がある」などが挙げられ、検診に抵抗がある女性は3人に一人に上り、婦人科検診への消極姿勢がみられている。

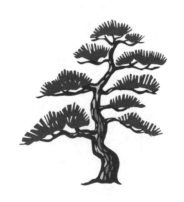

b. 細胞診はどういう時にうけるの？

　細胞診とは一般的には身体の様々な部位から採取した細胞を染色し、顕微鏡で観察し悪性腫瘍細胞がないかどうかを判定する検査で、目的は通常がん細胞があるかどうか、またはがんになる過程、すなわち前がん細胞を検査することである。ウィルス感染などその他の病気がわかる時もある。通常医療機関では悪性腫瘍のスクリーニングおよび診断そして治療効果の判定などに用いられている。また喀痰細胞診、婦人科細胞診などはある一定の年齢になるとそれぞれの市町村が住民検診などでがん検診の一環として実施している。喀痰検査では肺がん、婦人科検診では子宮頸部がんと子宮子宮内膜がん、尿細胞診では膀胱がんおよび前立腺がんを、乳腺細胞診では乳がん、甲状腺穿刺細胞診では甲状腺がん、リンパ節穿刺細胞診では悪性リンパ腫あるいは転移がんの検出を目的としている。

　穿刺吸引細胞診とは針を用い病変部を穿刺して細胞を採取する方法で、その他脱落した細胞を対象

とした剥離細胞診、洗浄細胞診、擦過細胞診等がある。細胞診では採取法の違いにより情報が若干異なる場合がある。また長所としては特に剥離および擦過細胞診では痛みなどがなく、繰り返し検査ができる。ただし良性の病変でも悪性を思わせる細胞が出現したり、悪性病変にも良性を思わせる細胞が出現したりで、診断には経験と知識が大変必要である。我が国では学会の試験に合格し認定を受けた専門の細胞検査士と専門医が診断に当たっている。

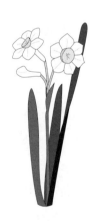

c. 細胞診の判定

細胞診の報告：わが国、特に産婦人科領域では5段階の分類を用いている。すなわちクラスⅠ,Ⅱは腫瘍性病変は認めない、クラスⅢaは軽度から中等度異形成クラスⅢbは高度異形成（前がん病変）クラスⅣ（上皮内がん）クラスⅤ（浸潤がん）である。一方これ以外の領域では陽性（＋、がん）、擬陽性（±）、陰性（－）の3段階とする分類も用いられている。

細胞診と組織診：現在一般的にがんを診断する場合、スクリーングに細胞診、確定診断に組織診を用いている。組織診とは臓器の一部を小さく切り取り染色し、標本を作り観察診断する方法である。しかしこれら2法にはそれぞれ長所、欠点がある。組織診は病巣が小さい場合、採取部位が問題で偽陰性（がんがあっても、その部位が採取されないため正しく診断されない）に陥りやすく、いっぽう細胞診は広い領域の細胞を拾ってくるが構造異型が見られず、診断が時に難しい場合もある。いずれも形態診

断であり、人が行なうものであるから主観的判断や誤りの危険性を伴い、したがって難しい場合は再検査を依頼したり、複数で観察検討している。また、がん検診受診率の低下とともに細胞診の精度が問題となっている。

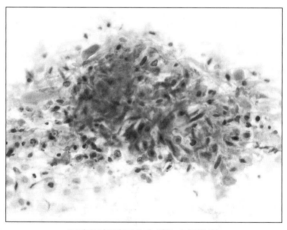

子宮頸部扁平上皮がんの細胞診

d. これからの子宮がん検診

　通常の細胞診スクリーニングにおいて検出できる確率（通常感度という）は、アメリカ、ヨーロッパでは50〜60％程度と考えられている。それにも関わらず細胞診が有効であるのは、患者が繰り返し検査を受けているからである。

　1980年代後半、米国では子宮頸部がん検診における精度低下が問題となり、この後ベセスダシステムまた新しい標本作製法などが考えられた。HPV感染による細胞変化を中心とした分類方式を採用したベセスダシステムは、異形性およびがんの発生にHPVが関与すること、タイプにより病変や予後が異なっていることを意味している。

　先に述べたように、細胞診は診断する人により結果に再現性を欠き、また浸潤がんの見落としが指摘されている。細胞診の中等度異形性（前癌病変で、軽度、中等度、高度の3段階に分けられる）以上の感度は報告者により34％から94％まで様々であり、HPV検査単独より感度が落ちるとされている。従っ

てHPV検査を加えることにより検出感度が高くなり、異形成あるいはがんを見落とすことが少なくなると考えられる。細胞診とHPV検査、これら2法を併用とすると中等度異形性以上の検出頻度は高くなるとされている。またWHOが2004年に「HPVテストが一次スクリーニングとして子宮頸がんの発生と死亡率の減少に有効である十分な根拠がある」と発表し、2法併用により感度が100%に高まると報告している。だが、我々が組織診断を基にHPV検査と細胞診断との関連性を検討した結果では、2法を施行することにより感度は上昇したが、必ずしも100%ではなかった。検査においては常に100%ということはありえないことを意味している。また先に述べた子宮頸がんの低受診率をいかに上げるかについては、郵送検診でHPVの自己検診をする方法も考えられている。この方法で陽性であれば婦人科を受診し細胞診検査をしてもらうシステムであり、NPO法人「子宮頸がんを考える市民の会」が現在取り組み全国的に徐々に広がりつつある。

　米国では子宮頸部がんスクリーニングにおいて

30歳以上では細胞診とHPV検査を併用することを推奨している。日本においても頸部がん検診の方法が見直されつつあり、この方法が有用となってくると考えられる。また感染を防ぐワクチンが開発され、米国や英国では希望者に接種している。日本では昨年から治験が始まったばかりだが、子宮頸がんの原因の70%を占める2タイプの感染を防ぐ意義は大きい。このためにもHPV-DNA検査導入の意義があると思われる。

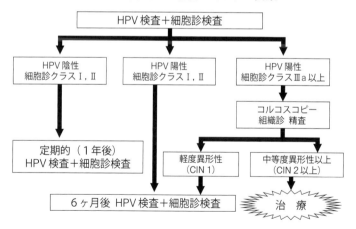

新しい子宮頸がん検診のための私案

おわりに

　私は大学病院において病理医、臨床検査医として働いている。20年前からパピローマウィルスと子宮頸部がんの関連性について研究し、自分の病院と歓楽街にあるSTDクリニックで新しいキットを検証するため、患者さんから検体を集めてきた。このキットを用いると同じ検体から淋菌とクラミジアも検出できるため同時に測定を毎年行っていたら、一番多いといわれるクラミジアよりはるかにパピローマの方が多いという結果が得られた。悪性型のパピローマウィルスは尖圭コンジローマなどと異なり、症状がない。このことは最近はっきりしてきたことであるが、未だ十分世間的には認知されていない。若い時期に感染し、ほとんどが自然に治癒するというものの、一部は取り込まれ子宮頸部がんになってゆく。だが十分注意し検診を受けていれば、この手前で食い止めら得るという事実を、そしてどのように検診を受ければよいかを知ってもらいたい。また

ほとんどの性感染症はかからないようにでき、またかかってもほとんどが治るものである。しかし十分な知識がないと自分自身を守る方法がわからない。動物の中で人間だけが生殖以外の目的でセックスする。それには快楽、連帯、愛情表現、安らぎなどがあるだろうが、問題となるのは昔から経済的理由あるいは職業として行われてきたセックスである。また最近では援助交際という新手の売春がある。このように性感染症の急増の背景には、金銭を目的としたセックス、また性行動の若年化、複数のパートナー、性を商品化する風潮がある。

　昔から代表的な梅毒にせよ、現在特に問題となっているエイズにせよ、これらは突然出現し、またたく間に広がったという事実である。今まで日本において売春をどのように規制し、また性病をどのように管理してきたか、あるいはどのように若者に教育してきたか、重大な関心事である。

　従って我々専門家はこれらのことを踏まえ、まず第一に青少年に性教育および性感染症の知識について教えていく必要があると考えている。

最後に、本書は今まで行った学校および一般市民対象の講演内容をまとめたものである。本書をまとめるにあたってご協力いただいた諸氏に感謝する。

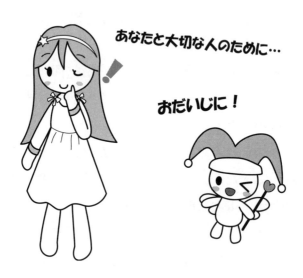

付　録
法令集およびQ＆A

この「付録」には、明治時代から現在（2016年）に至るまでに出された行政機関等による性感染症に関する法令、指導、指針等の、いわゆる「公的」文書が網羅されております。性感染症の歴史、および性感染症の予防・対処法に関する「学び」にお役立て頂けましたら望外の幸せです。（慧文社編集部）

法令集およびQ&A Contents

娼妓取締規則（P122）

(明治33年10月2日内務省令44号)

花柳病予防法（P125）

(昭和2年4月5日法律第48号)

性病予防法（P127）

(昭和23年7月15日法律第167号)

後天性免疫不全症候群の予防に関する法律（P137）

(平成元年1月17日法律2号)

性感染症に関する特定感染症予防指針（旧）（P144）

(平成12年2月2日厚生省告示第15号)

性感染症に関する特定感染症予防指針の一部改正について（P157）

(平成24年1月19日健感発0119第1号)

性感染症に関する特定感染症予防指針（新）（P162）

(平成24年1月19日厚生労働省告示第19号)

後天性免疫不全症候群に関する特定感染症予防指針（P177）

(平成24年1月19日厚生労働省告示第21号)

オーラルセックス（口腔性交）による性感染症に関するQ&A（P203）

(平成24年11月26日厚生労働省)

梅毒に関するQ&A（P209）

(平成27年2月27日厚生労働省)

娼妓取締規則

(明治 33 年 10 月 2 日内務省令 44 号)

第一条 十八歳未満の者は娼妓たることを得ず
第二条 娼妓名簿に登録せられざる者は娼妓稼を為すことを得ず　娼妓名簿は娼妓所在地所轄警察官署に備ふるものとす
娼妓名簿に登録せられざる者は取締上警察官署の監督を受くるものとす
第三条 娼妓名簿に登録は娼妓たらんとする者自ら警察官署に出頭し左の事項を具したる書面を以て之を申請すべし

一　娼妓と為る理由
二　生年月
三　同一戸内に在る最近尊族親尊族親なき時は戸主の承諾を得たる事若し承諾を与ふべき者なき時は其事実
四　未成年者に在ては前号の外実父、実父なき時は実母、実父母なき時は実祖父、実父母実祖父なき時は実祖母の承諾を得たる事
五　娼妓稼を為すべき場所
六　娼妓名簿登録後に於ける住居
七　現在の生業但し他人に依りて生計を営む者は其事実
八　娼妓たりし事実の有無並に嘗て娼妓たりし者は其稼業の開始廃止の年月日、場所、娼妓たりし時の住居及稼業廃止の理由
九　前各号の外庁府県令にて定めし事項

前項の申請には戸籍吏の作りたる戸籍謄本前項第三号第四号承諾書及び市区町村長の作りたる承諾者印鑑証明書を添付すべし
娼妓名簿登録申請者は登録前庁府県令の規定に従ひ健康診断を受くるものとす
第四条　娼妓稼を禁止せされたる者は娼妓名簿より削除せらるるものとす
前項の外娼妓名簿の削除は娼妓より之を申請するものとす但し未成年者に在ては前条項第一項第三号及第四号に掲ぐる者よりも之を申請することを得
第五条　娼妓名簿削除の申請は書面又は口頭を以てすべし
前項の申請を自ら警察官署に出頭して之を為すに非ざれば受理せざるものとす但し申請書を郵送し又は他人に託して之を差出す場合に於て警察官署が申請者自ら出頭すること能はざる事由ありと認むる時は此限に在らず警察官署に於て娼妓名簿削除申請を受理したる時は直に名簿を削除するものとす
第六条　娼妓名簿削除申請に関しては何人と雖妨害を為すことを得ず
第七条　娼妓は庁府県令を以て指定したる地域外に住居することを得ず
第八条　娼妓稼は官庁の許可したる貸座敷内に非ざれば之を為すことを得ず
第九条　娼妓は庁府県令の規定に従ひ健康診断を受くるべし
第十条　警察官署の指定したる医師又は病院に於て疾病に罹り稼業に堪へざる者又は伝染性疾患ある者と診断したる娼妓は治癒の上健康診断を受くるに非ざれば稼業に就くことを得ず

第十一条 警察官署は娼妓名簿の登録を拒むことを得ず
庁府県長官は娼妓稼業を停止し又は禁止することを得
第十二条 何人と雖娼妓の通信、面接、文書の閲読、物件の所持、購買其の外の自由を妨害することを得ず
第十三条 左の事項に該当する者は二十五円以下の罰金又は二十五日以下の重禁固に処す
  一 虚偽の事項を具し娼妓名簿登録を申請したる者
  二 第六条第七条第九条第十二条に違背したるもの
  三 第八条に違背したるもの及官庁の許可したる貸座敷外に於て娼妓稼を為さしめたる者
  四 第十条に違背したる者及第十条に依り稼業に就くことを得ざる者をして強て稼業に就かしめたる者
  五 第十一条の停止命令に違背したる者及稼業停止中の娼妓をして強て稼業に就かしめたる者
  六 本人の意に反して強て娼妓名簿の登録申請又は登録削除申請を為さしめたる者
第十四条 本令の外必要なる事項は庁府県令を以て之を定む
第十五条 本令施行の際現に娼妓たる者は申請を持たして娼妓名簿に登録せらるるものとす

花柳病予防法

(昭和2年法律第48号)

第一条　本法に於て花柳病と称するは黴毒、淋病及軟性下疳を謂ふ

第二条　主務大臣は業態上花柳病伝播の虞ある者を診療せしむる為市又は特に必要と認むる其の他の公共団体に対し診療所の設置を命ずることを得

2　前項の規定に依り設置する診療所に於ける診療の費用の負担及徴収に関しては勅令を以て之を定む

第三条　国庫は勅令の定むる所に従ひ前条の規定に依り診療所を設置する市其の他の公共団体に対し其の診療所に関し市其の他の公共団体の支出する経費の六分の一乃至二分の一を補助す

第四条　主務大臣は期間を指定し適当と認むる公私立の診療所を其の承諾を得て第二条第一項の規定の規定に依り設置する診療所に代用することを得此の場合に於ては第二条第二項及前条の規定を準用す

第五条　伝染の虞ある花柳病に罹れることを知りて売淫を為したる者は三月以下の懲役に処す

2　伝染の虞ある花柳病に罹れることを知り又は知るべくして売淫の媒合又は容止を為したる者は六月以下の懲役又は五百円以下の罰金に処す

3　前二項の場合に於て伝染防止に付相当の方法を講じたる者は其の刑を減軽す

第六条　医師伝染の虞ある花柳病に罹れる者を診断したるときは伝染の危険及伝染防止の方法を指示すべし
第七条　花柳病に関する売薬は其の容器又は被包に其の成分及分量、成分不明あるものは其の本質及製造法の要旨を記載するに非ざれば之を発売することを得ず
2　売薬営業者前項の規定に違反したるときは地方長官は其の発売の免許を取消すことを得
第八条　前条第一項の規定に違反したる者は五十円以下の罰金に処す

　　附　則

1　本法施行の期日は勅令の定むる所に依り各条に付之を定む
2　花柳病に関する売薬にして本法公布前より発売し来れるものに関しては当分の間第七条の規定を適用せず

性病予防法

(昭和 23 年法律第 167 号)

第一章　総　則

第一条　この法律は、性病が国民の健康な心身を侵し、その子孫にまで害を及ぼすことを防止するため、その徹底的な治療及び予防を図り、公衆衛生の向上及び増進に寄与することを目的とする。

第二条　国及び地方公共団体は、常に、性病の徹底的な治療及び予防につとめるとともに、性病の治療及び予防に関する知識の普及を図らなければならない。

第三条　何人も、性病にかからないようにつとめるとともに、性病にかかつたときは、速やかに医師の治療を受けなければならない。

第四条　医師は、前二条に規定する国及び地方公共団体並びに個人の責務の達成に協力し、性病の治療及び予防につとめなければならない。

第五条　この法律で「性病」とは、梅毒、りん病、軟性下かん及びそけいりんぱ肉芽しゆ症をいう。

2　この法律で「保護者」とは、親権を行う者又は後見人をいう。

第二章　届　出

第六条　医師が、性病にかかつていると診断したときは、省令の定めるところにより、その性病にかかつている者（以下患者という。）又はその保護者に対し、性病の治療に関し必要な事項及び性病の伝染の防止の方法を指示し、その患者の氏名及び居住の場所並びにその患者に病毒をうつしたと認められる者及びその患者が病毒をうつす虞がある行為をした者その他省令で定める事項を質問し、二十四時間以内に、文書をもつて、患者の居住の場所を管轄する保健所長を経て、必要な事項を都道府県知事に届け出なければならない。

第七条　医師は、性病にかかつていると診断した患者又はその診療している患者が、前条の規定による指示に従わないとき、又は他の医師の治療を受けている旨の証明書を提出しないでその治療を受けないときは、文書をもつて、患者の居住の場所を管轄する保健所長を経て、その旨を都道府県知事に届け出なければならない。患者が、治ゆし、若しくは死亡し、又はその居住の場所を変更したときも同様である。

2　患者が居住の場所を変更したときは、その患者又はその保護者は、診療を受けている医師に対し、その旨を告げなければならない。

第三章　健康診断

第八条　婚姻をしようとする者は、あらかじめ、相互に、性病にかかつているかどうかに関する医師の診断書を交換するようにつとめなければならない。

第九条　妊娠した者は、性病にかかつているかどうかについて、医師の健康診断を受けなければならない。

第十条　都道府県知事は、第六条の規定による届出に基き、性病にかかつていると疑うに足りる正当な理由のある者に対して、性病にかかつているかどうかに関する医師の健康診断を受くべきことを命ずることができる。但し、現に医師の治療を受けている旨の証明書を提出した者に対しては、この限りでない。

第十一条　都道府県知事は、正当な理由により売いん常習の疑の著しい者に対して、性病にかかつているかどうかについて医師の健康診断を受くべきことを命じ、又は当該吏員に健康診断をさせることができる。

第十二条　都道府県知事は、性病のまん延が著しい場合において、その治療及び予防のため、性病にかかつていると認めるに足りる正当な理由のある者に対し、省令の定めるところにより、厚生大臣の承認を受け、健康診断の方法その他必要な事項を指定して、医師の健康診断を受くべきことを命じ、又は当該

吏員に健康診断をさせることができる。

第十三条　医師が第十条又は第十一条の規定による健康診断をするに当つては、命令で定める方法による病毒の検査を行わなければならない。

第四章　治　療

第十四条　都道府県知事は、性病の治療及び予防上必要があると認めるときは、患者又はその保護者に対し、その患者が性病の治療に関し現に講じている措置について報告を求めることができる。

2　現に医師の治療を受けている患者について、前項の規定による報告を求められた場合においては、その報告を求められた者は、現に医師の治療を受けている旨の証明書を同項の規定による報告書に添付しなければならない。

第十五条　都道府県知事は、必要があると認めるときは、現に医師の治療を受けていない患者又はその保護者に対し、医師の治療を受け、又は受けさせるべきことを命ずることができる。

2　都道府県知事は、性病の徹底的な治療及び予防を行うため、特に必要があると認めるときは、患者又はその保護者に対し、その患者の病毒が伝染する虞がなくなるまで病院又は診療所に入院し、若しくは入所し又は入院させ、若しくは入所させることを命ずることができる。

3　都道府県知事は、前二項の規定により、治療又は入院若し

くは入所を命ぜられた患者及びその扶養義務者が、経済的理由により、治療費又は入院費若しくは入所費の全部又は一部を負担することができないときは、省令の定めるところにより、その費用の全部又は一部を代つて負担する措置をとらなければならない。

第五章　施　設

第十六条　都道府県は、省令の定めるところにより、性病の診療を行うために、病院又は診療所を設置しなければならない。
2　市町村（特別区を含む。以下同じ。）は、省令の定めるところにより、病院又は診療所を設置することができる。
3　都道府県又は市町村は、厚生大臣の承認を受け、一定の期間を限り、適当と認める公私立の病院又は診療所を、前二項の規定による病院又は診療所に代用することができる。

第六章　費　用

第十七条　左に掲げる費用は都道府県がこれを支弁する。
　一　第十条から第十二条までの健康診断に要する費用
　二　第十五条第三項の措置に要する費用
　三　都道府県の設置する病院若しくは診療所又は都道府県の用病院若しくは代用診療所に要する費用

第十八条　市町村の設置する病院若しくは診療所又は市町村の代用病院若しくは代用診療所に要する費用はその市町村がこれを支弁する。

第十九条　国庫は、第十七条各号及び前条の費用に対しては、政令の定めるところにより、その二分の一を負担する。

第二十条　国庫は、都道府県の性病の治療及び予防に関する知識の普及のために支出する費用に対して、政令の定めるところにより予算の範囲内においてその二分の一以内を補助する。

第二十一条　都道府県知事は、政令の定めるところにより、左に掲げる費用を、期限を指定して、本人及びその扶養義務者から徴収しなければならない。但し、都道府県知事において、本人及びその扶養義務者が、経済的理由により、その費用の全部又は一部を負担することができないと認めるときは、その費用の全部又は一部については、この限りでない。
　一　第十条及び第十一条の健康診断に要する費用
　二　都道府県の設置する病院若しくは診療所又は都道府県の代用病院若しくは代用診療所における診療に要する費用
2　市町村長は、政令の定めるところにより、市町村の設置する病院若しくは診療所又は市町村の代用病院若しくは代用診療所における診療に要する費用を、期限を指定して、本人又はその扶養義務者から徴収しなければならない。但し、市町村長に

おいて、本人及びその扶養義務者が経済的理由により、その費用の全部又は一部を負担することができないと認めるときは、その費用の全部又は一部については、この限りでない。

第七章　補　則

第二十二条　都道府県知事は、この法律を施行するため必要があると認めるときは、当該吏員をして、患者又は性病にかかつていると疑うに足りる正当な理由のある者の住所若しくは居所又はその従業する場所に立ち入り、必要な調査又は質問をさせることができる。

第二十三条　当該吏員が第十一条若しくは第十二条の規定により健康診断をなし、又は前条の規定に依り立入調査若しくは質問をする場合には、その身分を証明する証票を携帯し、関係人の請求があるときは、これを提示しなければならない。

第二十四条　この法律又はこの法律に基いて発する命令の規定により、都道府県知事又は市町村長のなす処分に不服のある者は、行政庁に訴願することができる。

第二十五条　第十条から第十二条までの規定による都道府県知事の命令を受け、又は健康診断を実施されようとした者は、その処分が違法であると主張するときは、裁判所にその処分の取消の訴を提起することができる。

2　前項の訴が提起されたときは、都道府県知事は、その判決が確定するに至るまで、当該吏員にその健康診断を行わせてはならない。

3　都道府県知事は、第十条から第十二条までの規定による処分をするときは、その処分を受ける者に対して、第一項の規定による訴を提起することができる旨を告げ、又は当該吏員をして告げさせなければならない。

第八章　罰　則

第二十六条　伝染の虞がある性病にかかつている者が、売いんをしたときは、これを二年以下の懲役又は一万円以下の罰金に処する。

第二十七条　売いんのあつ旋、勧誘又はその場所の提供をした者が、その売いんをする者につき、その者が伝染の虞がある性病にかかつていることを知つていたときは、これを三年以下の懲役又は二万円以下の罰金に処する。

2　売いんのあつ旋、勧誘又はその場所の提供をした者が、その売いんをする者につき、その者が伝染の虞がある性病にかかつていることを、過失によつて知らなかつたときも、また同様である。

第二十八条　伝染の虞がある性病にかかつている者が、性交、授乳その他病毒を感染させる虞が著しい行為をしたときは、こ

れを一年以下の懲役又は五千円以下の罰金に処する。
2　前項の罪は、告訴を待つてこれを論ずる。

第二十九条　医師が、性病にかかつているかどうかに関する健康診断又は性病の治療に際して知得した人の秘密を、正当の理由なく漏らしたときは、これを一年以下の懲役又は五千円以下の罰金に処する。
2　第十一条の規定により健康診断をした当該吏員その他性病予防の事務に従事した公務員又はこれらの職にあつた者が、その職務執行に関して知得した人の秘密を正当の理由なく漏らしたときも、また前項と同様である。

第三十条　第六条の規定による医師の質問に対し、虚偽の答弁をした者は、これを六ケ月以下の懲役又は二千円以下の罰金に処する。

第三十一条　正当の理由なく、第二十二条の規定による当該吏員の職務の執行を拒み、妨げ、若しくは忌避し、又はその質問に対して虚偽の答弁をした者は、これを五千円以下の罰金に処する。

第三十二条　左の各号の一に該当する者は、これを三千円以下の罰金に処する。
　一　第六条の規定による指示若しくは届出をしなかつた者、又は第七条第一項の規定による届出をしなかつた者

二　第七条第二項の規定に違反した者
三　第十条又は第十五条第一項若しくは第二項の命令に違反した者
四　第十一条の規定による命令に違反した者、又は同条若しくは第十二条の規定による健康診断を拒み、妨げ、若しくは忌避した者
五　第十四条第一項の規定による報告をしなかつた者

　　附　則

第三十三条　この法律は、昭和二十三年九月一日から、これを施行する。

第三十四条　花柳病予防法（昭和二年法律第四十八号）及び花柳病予防法特例（昭和二十年厚生省令第四十五号）は、これを廃止する。

第三十五条　花柳病予防法第二条第一項の規定により設置された診療所及び同法第四条の規定による代用診療所で、この法律施行の際現に存するものは、これを第十六条の規定による病院又は診療所及び代用病院又は代用診療所とみなす。

第三十六条　この法律施行前になした花柳病予防法又は花柳病予防法特例の違反行為の処罰については、なお従前の例による。

後天性免疫不全症候群の予防に関する法律

（平成元年1月17日法律2号）

（目的）
第1条　この法律は、後天性免疫不全症候群（以下「エイズ」という。）の予防に関し必要な措置を定めることにより、エイズのまん延の防止を図り、もつて公衆衛生の向上及び増進に寄与することを目的とする。

（国及び地方公共団体の責務）
第2条　国及び地方公共団体はエイズの予防に必要な施策を講ずるとともに、教育活動等を通じてエイズに関する正しい知識の普及を図らなければならない。
2　国は、前項に定めるもののほか、エイズに関する情報の収集及び研究の推進に努めなければならない。
3　国及び地方公共団体は、前2項の施策を講ずるに当たつては、エイズの患者等の人権の保護に留意しなければならない。
4　国及び地方公共団体は、エイズに関する施策が総合的かつ円滑に実施されるよう、相互に連携を図らなければならない。

（国民の責務）
第3条　国民は、エイズに関する正しい知識を持ち、その予防に必要な注意を払うように努めるとともに、エイズの患者等の人権が損なわれることがないようにしなければならない。

(医師の責務)
第4条　医師は、エイズの予防に関し国及び地方公共団体が講ずる施策に協力し、その予防に寄与するように努めなければならない。

(医師の指示及び報告)
第5条　医師は、エイズの病原体に感染している者（以下「感染者」という。）であると診断したときは、当該感染者又はその保護者（親権を行う者又は後見人をいう。以下同じ。）に対し、エイズの伝染の防止に関し必要な指示を行い、7日以内に、文書をもつて、当該感染者の年齢及び性別、当該感染者がエイズの病原体に感染したと認められる原因その他厚生省令で定める事項を当該感染者の居住地（居住地がないか、又は明らかでないときは、現在地。以下同じ。）を管轄する都道府県知事に報告しなければならない。ただし、当該感染者が血液凝固因子製剤の投与により感染したと認められる場合は、当該感染者について報告することを要しない。

(感染者の遵守事項)
第6条　感染者は、人にエイズの病原を感染させるおそれが著しい行為をしてはならない。
2　感染者は、前項に定めるもののほか、前条の医師の指示を遵守するように努めなければならない。

（医師の通報）
第7条　医師は、その診断に係る感染者が第5条の規定に従わず、かつ、多数の者にエイズの病原体を感染させるおそれがあると認めるときは、その旨並びに当該感染者の氏名及び居住地その他厚生省令で定める事項をその居住地を管轄する都道府県知事に通報するものとする。
2　医師は、その診断に係る感染者にエイズの病原体を感染させたと認められるものが更に多数の者にエイズの病原体を感染させるおそれがあることを知り得たときは、その旨並びにその者の氏名及び居住地その他厚生省令で定める事項をその居住地を管轄する都道府県知事に通報することができる。

（都道府県知事の健康診断の勧告等）
第8条　都道府県知事は、前条第2項の通報があつたときは、当該通報に係る者に対して、期限を定めて、感染者であるかどうかに関する医師の健康診断を受けるべきことを勧告することができる。
2　都道府県知事は、前項の勧告を受けた者がその勧告に従わないときは、その者に対して、期限を定めて、感染者であるかどうかに関する当該都道府県知事の指定する医師の健康診断を受けるべきことを命ずることができる。

（都道府県知事の指示等）
第9条　都道府県知事は、第7条第1項の通報に係る感染者若しくは前条第2項に規定する健康診断により感染者であると確

認された者又はその保護者に対して、エイズの伝染の防止に関し必要な指示を行うことができる。

第10条　都道府県知事は、第8条第1項の規定による勧告、同条第2項の規定による命令又は前条の規定による指示を行おうとするときは、当該職員に、第7条第1項の通報に係る感染者若しくは同条第2項の通報に係る者又はその保護者に対し、必要な質問をさせることができる。

2　前項の規定により質問をする当該職員は、その身分を示す証明書を携帯し、関係人の請求があつたときは、これを提示しなければならない。

3　第1項の規定による質問の権限は、犯罪捜査のために認められたものと解釈してはならない。

(伝染病予防法の適用)
第11条　この法律に基づき都道府県知事が行う事務については、これを伝染病予防法(明治30年法律第36号)の規定による伝染病予防事務とみなして、同法第18条の2第2項、第19条の3、第22条、第22条の2及び第25条の規定を準用する。この場合において、同法第19条の3中「伝染病予防上」とあるのは、「後天性免疫不全症候群の予防のため」とする。

2　前項の場合における伝染病予防法第28条の規定の適用については、同条中「此の法律中」とあるのは、「此の法律(後天性免疫不全症候群の予防に関する法律第11条第1項の規定に依り適用せらるる場合を含む)中」とする。

（大都市の特例）
第12条　この法律中都道府県知事又は都道府県の職員の権限に属するものとされている事務で政令で定めるものは、地方自治法（昭和22年法律第67号）第252条の19第1項の指定都市（以下「指定都市」という。）及び同法第252条の22第1項の中核市（以下「中核市」という。）においては、政令で定めるところにより、指定都市若しくは中核市の長又はその職員が行うものとする。この場合においては、この法律中都道府県知事又は都道府県の職員に関する規定は、指定都市の長又はその職員に関する規定として、指定都市の長又はその職員に適用があるものとする。

（再審査請求）
第13条　前条の規定により指定都市の長がした処分に係る審査請求についての裁決に不服がある者は、厚生大臣に対して再審査請求をすることができる。

（罰　則）
第14条　医師が、感染者であるかどうかに関する健康診断又はエイズの治療に際して知り得た人の秘密を正当な理由がなく漏らしたときは、1年以下の懲役又は30万円以下の罰金に処する。
2　第7条の規定による通報の受理、第8条第1項の規定による勧告、同条第2項の規定による命令、第9条の規定による指示又は第10条の規定による質問に関する事務に従事した公務

員又は公務員であつた者が、その職務の執行に関して知り得た人の秘密を正当な理由がなく漏らしたときも、第1項と同様とする。

3　職務上前項の秘密を知り得た他の公務員又は公務員であつた者が、正当な理由がなくその秘密を漏らしたときも、第1項と同様とする。

第15条　感染者であるとの人の秘密を業務上知り得た者が、正当な理由がなくその秘密を漏らしたときは、6月以下の懲役又は20万円以下の罰金に処する。

第16条　次の各号の一に該当する者は、10万円以下の罰金に処する。

　一　第8条第2項の規定による命令に違反した者
　二　第10条の規定による質問に対して虚偽の答弁をした者

附　則
（施行期日）
第1条　この法律は、公布の日から起算して1月を経過した日から施行する。
（施行前に行われた診断に係る報告）

第2条　この法律の施行前に感染者であると診断した医師は、この法律の施行の日から1月以内に、文書をもつて、当該感染者の年齢、性別その他厚生省令で定める事項を当該感染者の居住地を管轄する都道府県知事に報告しなければならない。ただし、当該感染者が血液凝固因子製剤の投与により感染したと

認められる場合その他厚生省令で定める場合は、この限りでない。

(出入国管理及び難民認定法の一部改正)
第3条　出入国管理及び難民認定法(昭和26年政令第319号)の一部を次のように改正する。
附則に次の1項を加える。

(上陸の拒否の特例)
11　後天性免疫不全症候群の病原体に感染している者であつて、多数の者にその病原体を感染させるおそれがあるものは、当分の間、第5条第1項第1号に掲げる患者とみなす。

性感染症に関する
特定感染症予防指針（旧）

（平成 12 年 2 月 2 日　厚生省告示第 15 号）

　感染症の予防及び感染症の患者に対する医療に関する法律（平成 10 年法律第 114 号）第 11 条第 1 項の規定に基づき、性感染症に関する特定感染症予防指針を次のように作成したので、同項の規定に基づき、公表する。

　性器クラミジア感染症、性器ヘルペスウイルス感染症、尖圭コンジローム、梅毒及び淋菌感染症（以下「性感染症」という。）は、性的接触を介して感染するとの特質を共通に有し性的接触により誰もが感染する可能性がある感染症であり、生殖年齢にある男女を中心とした大きな健康問題の 1 つである。性感染症は、感染しても無症状であることが多く、また、尿道炎、帯下の増量、皮膚粘膜症状等の比較的軽い症状にとどまる場合もあるため、感染した者が、治療を怠りやすいという特性を有する。このため、不妊等の後遺障害や生殖器がんが発生し、又は後天性免疫不全症候群に感染しやすくなる等性感染症の疾患ごとに発生する様々な重篤な合併症をもたらすことが問題点として指摘されている。特に、生殖年齢にある女性が性感染症に罹患した場合には、母子感染による次世代への影響があり得ることも問題点として指摘されている。

　また、性感染症は、患者等（患者及び無症状病原体保有者をいう。以下同じ。）が、自覚症状がある場合でも医療機関に受

診しないことがあるため、感染の実態を把握することが困難であり、感染の実態を過小評価してしまうおそれがあること、また、性的な接触を介して感染するため、個人情報の保護への配慮が特に必要であること等の特徴を有することから、公衆衛生対策上、特別な配慮が必要な疾患である。

さらに、性感染症を取り巻く近年の状況としては、10代の半ばごろから20代前半にかけての年齢層（以下「若年層」という。）における発生の増加が報告されていること、低用量経口避妊薬の使用が性感染症の増加の要因になるとの懸念が指摘されていること等が挙げられることから、これらを踏まえた上で、性感染症対策を進めていくことが重要である。

性感染症は、正しい知識とそれに基づく個人の注意深い行動により予防することが可能であり、早期発見及び早期治療により治癒又は重症化の防止が可能な疾患である。このため、性感染症に対する予防対策としては、感染の可能性がある者への普及啓発が最も重要である。特に、近年増加が報告されている若年層を対象とした普及啓発を予防対策の中心とする必要があるため、学校等におけるいわゆる性教育と積極的に連携していく必要がある。また、正しい知識の普及等の対策について、本指針に基づく対策と後天性免疫不全症候群に関する特定感染症予防指針（平成11年10月厚生省告示第217号）に基づく対策との連携を図ることが必要である。

本指針は、このような認識の下に、感染症の予防及び感染症の患者に対する医療に関する法律（平成10年法律第114号。以下「法」という。）の施行に伴う性病予防法（昭和23年法律

第167号）の廃止後も、総合的に予防のための施策を推進する必要がある性感染症について、国、地方公共団体、医療関係者、民間団体等が連携して取り組んでいくべき課題について、発生の予防及びまん延の防止、良質かつ適切な医療の提供、正しい知識の普及等の観点から新たな取組の方向性を示すことを目的とする。

　また、本指針の対象である性器クラミジア感染症、性器ヘルペスウイルス感染症、尖圭コンジローム、梅毒及び淋菌感染症のほかにも、性的接触を介して感染することがある感染症は、後天性免疫不全症候群を含め多数あることに留意する必要があり、本指針に基づく予防対策は、これらの感染症の抑制にも資するものと期待される。

　なお、本指針については、少なくとも5年ごとに再検討を加え、必要があると認めるときは、これを変更していくものである。

第1　原因の究明

1　基本的考え方

　性感染症の発生動向の調査における課題は、病原体に感染していても無症状であることが多く、また、自覚症状があっても医療機関に受診しないこと等があるため、その感染の実態を正確に把握することが困難なことである。さらに、近年、若年層における発生の増加が報告されていることや低用量経口避妊薬

の使用等という新たな要素が加わったことから、その発生動向については、引き続き、慎重に把握していく必要がある。このため、法に基づく発生動向の調査を基本としながら、既存の他の調査等を活用するとともに、無症状病原体保有者の存在を考慮し、必要な調査等を追加的に実施し、発生動向を総合的に分析していくことが重要である。

また、国及び都道府県等（都道府県、保健所を設置する市及び特別区をいう。以下同じ。）は、個人情報の保護に配慮しつつ、収集された発生動向に関する情報と分析結果について、必要とする者に対し、広く公開及び提供を行っていくことが重要である。

2 発生動向の調査の活用

法に基づく発生動向の調査については、引き続き、届出の徹底等その改善及び充実を図り、調査の結果を基本的な情報として活用していくものとする。特に、法第14条第1項の規定に基づき、特定の医療機関からの届出によって発生の状況を把握することとされている性器クラミジア感染症、性器ヘルペスウイルス感染症、尖圭コンジローム及び淋菌感染症については、当該届出医療機関の設定等の状況を適宜確認して、調査の改善を図り、10万人当たりの患者数のように定量的な評価のできる数値を的確に推計できるよう努めることとする。

3 発生動向の調査以外の調査等

　発生動向の調査以外の調査等として、患者調査等の既存の調査を活用するとともに、必要に応じて、数年ごとに、地域を限定した全数調査、後天性免疫不全症候群の発生動向と性感染症の発生動向との比較、発生動向の分析を行うための追加調査等を行い、発生動向の多面的な把握に役立てていくことが重要である。

4 発生動向の調査等の結果の公開及び提供の強化

　国及び都道府県等は、収集された調査の結果やその分析に関する情報を経年的な変化が分かるような図表に編集する等国民が理解しやすいよう加工した上で、印刷物、インターネット等の多様な媒体を通じて、これを必要とする者に対して、広く公開及び提供を行っていくことが重要である。

第2　発生の予防及びまん延の防止

1　基本的考え方
　性感染症は、一人一人が注意深く行動することにより、その予防が可能な疾患であり、国及び都道府県等は、正しい知識の普及啓発を中心とした予防対策を行っていくことが重要である。特に、性感染症の予防方法としてのコンドームの使用並び

に検査や医療の積極的な受診による早期発見及び早期治療が性感染症の発生の予防及びまん延の防止に有効であるといった情報、性感染症の発生動向に関する情報等を提供していくことが重要である。

また、普及啓発は、一人一人が自分の身体を守るために必要とする情報を分かりやすい内容と効果的な媒体により提供することを通じて、各個人の行動を性感染症に罹患する危険性が低いものに変化させることを意図して行うものである必要がある。

さらに、一般的な普及啓発の実施に加え、若年層を中心とした普及啓発を実施するとともに、実施に当たっては、対象者の実情に応じて、普及啓発の内容や方法に配慮することが重要である。このため、国及び都道府県等は相談や指導の充実を図り、よりきめ細かい普及啓発を実現していくことが必要である。

2 予防方法としてのコンドームの使用の推奨

コンドームは、一般的には避妊のためにのみ用いるものと考えられていることが多いが、パートナー（性的接触の相手をいう。以下同じ。）が性感染症に感染しているかどうか分からない場合の性行為においては、双方にとって、極めて有効な、かつ、第一に選択されるべき性感染症の予防方法である。国及び都道府県等は、性感染症に罹患した場合の症状や後遺症、発生動向等の性感染症の危険性についての情報だけではなく、コン

ドームに係る情報も普及啓発の中軸として提供していくことが重要であり、コンドームの製造業者にも協力を求めるべきである。また、普及啓発の対象者の実情に応じて、コンドームの正しい使用の方法や使用に関するパートナー間の相互理解の必要性等を適切に情報提供していくことが重要である。

なお、普及啓発は、後天性免疫不全症候群対策との連携が有効であり、両者の重複感染の危険性を指摘すること、両者の専門家による手引書を作成すること等を行うことが重要である。

3 検査の推奨と検査機会の提供

都道府県等は、保健所において検査に係る情報の提供を行い、感染の可能性がある者に対して検査の受診を推奨することが重要である。保健所が自ら検査を実施する場合に検査の対象とする性感染症とその検査項目を選定するときは、無症状病原体保有者からの感染の危険性、検査の簡便さ等を考慮し、性器クラミジア感染症、梅毒及び淋菌感染症を中心として、都道府県等の実情に応じて実施するものとする。

また、都道府県等は、住民に対して保健所における検査の受診を推奨するとともに、受診しやすい体制を整えることが重要である。また、様々な検査の機会の活用を推奨していくことも重要である。なお、検査の結果、受診者のパートナーに感染の可能性がある場合は、パートナーの検査も推奨し、必要な場合には、医療に結び付け、感染拡大の防止を図ることも重要である。

さらに、国及び都道府県等は、性感染症の検査の実施に関して、学会等が作成した検査の手引き等を普及していくこととする。

4　対象者の実情に応じた対策

　予防対策を講ずるに当たっては、年齢や性別等の対象者の実情に応じて追加的な配慮を行っていくことが重要である。

　例えば、若年層に対しては、性感染症から自分の身体を守るための情報について、対象者の発育や発達の段階に応じて、同年代の者等の適切な人材の協力を得、又は分かりやすい図表等を用いる等の創意工夫の上で伝達するとともに、インターネット等の媒体を適切に利用することにより、効果的な情報提供を行い、広く理解を得ることが重要である。その際、学校等における教育においては、児童生徒等の性別構成等の実態、地域における保護者の理解や保健所の取組状況等に応じた普及啓発が重要である。このため、教育関係機関等と連携することを通じて、学校等における教育と連動した普及啓発を行うことが重要である。

　また、女性は、感染しても無症状の場合が多い一方で、感染すると慢性的な骨盤内感染症の原因となりやすく、次世代への影響があること等の特性があるため、女性に対する普及啓発は、対象者の意向を踏まえるとともに、対象者の実情や年齢に応じた特別な配慮のほか、性感染症を女性の性と生殖に関する健康問題の1つとしてとらえるような配慮を加えることが重要

である。

5 相談指導の充実

保健医療に関する既存の相談の機会を活用するとともに、希望者に対する検査時の相談指導、妊婦等に対する保健医療相談や指導等を行うことが、対象者の実情に応じた対策の観点からも有効である。また、これらに当たっては、後天性免疫不全症候群対策との連携を図ることが重要である。

第3 医療の提供

1 基本的考え方
性感染症は、疾患や病態に応じて適切に処方された治療薬を投与する等の医療が必要な疾患である。医療の提供に当たっては、診断や治療の指針、分かりやすい説明資料等の活用に加えて、個人情報の保護、患者等のパートナーへの医療等の包括的な配慮が必要である。

2 医療関係者への情報の提供の強化

国及び都道府県等は、医師会等の関係団体との連携を図りながら、診断や治療に関する最新の方法に関する情報を迅速に普及させるよう努めることが重要である。

3　学会等の関係団体との連携

　学会等の関係団体は、最新の医学的な知見等を盛り込んだ診断や治療の指針、包括的な治療等にとって有効で分かりやすい資料等を作成し、普及させることが重要であり、国及び都道府県等は、その普及を支援していくことが重要である。

第4　研究開発の推進

1　基本的考え方
　性感染症の拡大を抑制するとともに、より良質かつ適切な医療を提供するためには、性感染症に関する研究開発の推進が必要である。具体的には、病態の解明に基づく検査や治療に関する研究、発生動向に関する疫学研究、行動様式に関する社会面と医学面における研究等を総合的に推進することが重要である。

2　検査や治療等に関する研究開発の推進

　性感染症の検査や治療において期待される研究としては、検査機会の拡大のための実用的な検査薬や検査方法の開発、効果的で簡便な治療方法の開発、耐性菌を出現させないような治療薬やその投与方法に関する研究等が考えられる。また、ワクチン開発の研究、予防方法の新たな可能性を視野に入れた研究開

発等を推進することも重要である。

3　発生動向等に関する疫学研究の推進

国は、対象者別の発生傾向や低用量経口避妊薬の使用による影響の分析等発生動向に関する各種疫学研究を強化し、今後の予防対策に役立てていくことが重要である。

4　社会面と医学面における性の行動様式等に関する研究

国は、社会面と医学面における性の行動様式等に関する研究を後天性免疫不全症候群対策の研究と連携して進めることが重要である。

5　研究評価等の充実

国は、研究の計画を厳正に評価し、重点的に研究を支援するとともに、研究の成果についても的確に評価した上で、評価の高い研究成果に基づく施策を重点的に進めていくことが必要である。また、研究の結果については、広く一般に提供していくことが重要である。

第5 国際的な連携

1 基本的考え方

　後天性免疫不全症候群の主要な感染経路が性的接触であることのみならず、性感染症に罹患している者がHIV（ヒト免疫不全ウイルス）に感染しやすいということにかんがみ、予防対策上の観点から性感染症と後天性免疫不全症候群とを併せて取り扱うことが国際的には多いことから、国際的な連携に当たっては、この点を念頭に進めることが重要である。

2 諸外国との情報交換の推進

　国は、政府間、研究者間等における性感染症に関する予防方法や治療方法の開発、疫学研究や社会面と医学面における研究の成果等についての国際的な情報交換を推進し、我が国の対策に生かしていくことが重要である。また、性感染症に関連する後天性免疫不全症候群の研究についても、情報交換に努めていくことが望ましい。

3 国際的な感染拡大抑制への貢献

　国は、世界保健機関、国連合同エイズ計画（UNAIDS）等の活動への協力を強化することが重要である。

第6 関係機関等との連携の強化等

1 関係機関等との連携の強化

性感染症対策は、普及啓発から研究開発まで、様々な関係機関との連携を必要とするものであり、具体的には、厚生省、文部省、労働省、総務庁等における普及啓発の連携、研究成果の情報交換、官民連携による施策の推進等を図るほか、国及び都道府県等と医師会等の関係団体及び後天性免疫不全症候群対策等に関係する各種民間団体との連携等幅広い連携を図ることが重要である。また、保健所の普及啓発の拠点としての機能強化を図るとともに、学校教育と社会教育との連携強化による普及啓発活動の充実を図ることが重要である。

2 本指針の進捗状況の評価及び展開

本指針を有効に機能させるためには、本指針に掲げた取組の進捗状況について専門家の意見を聴きながら評価を行うとともに、必要に応じて、取組の見直しを行うことが重要である。

改正文（平成12年12月28日厚生省告示第626号） 抄
平成13年1月6日から適用する。

（参照元）厚生労働省法令等データベースシステム
http://wwwhourei.mhlw.go.jp/hourei/

性感染症に関する特定感染症予防指針の一部改正について

(平成 24 年 1 月 19 日　健感発 0119 第 1 号)

各都道府県・各政令市・各特別区衛生主管部(局)長あて
厚生労働省健康局結核感染症課長通知

　厚生科学審議会感染症分科会感染症部会エイズ・性感染症ワーキンググループにおける検討結果等を踏まえ、性感染症の発生動向、性感染症の検査、治療等に関する科学的知見など、性感染症を取り巻く環境の変化に対応するため、性感染症に関する特定感染症予防指針(平成 12 年厚生省告示第 15 号。以下「指針」という。)を別添のとおり改正し、平成 24 年 1 月 19 日より適用することとしたので、通知する。
　なお、今般の改正の概要は下記のとおりであるので、性感染症予防の推進に当たっては、改正の趣旨を踏まえるとともに、管内の関係機関等に対する周知について、特段の配慮をお願いする。

記

(1) 改正の趣旨

性器クラミジア感染症、性器ヘルペスウイルス感染症、尖圭コンジローマ、梅毒及び淋菌感染症(以下「性感染症」という。)については、指針に基づき、予防のための施策を総合的に推進しているところであるが、昨今の性感染症を取り巻く状況の変化を踏まえ、所要の見直しを行う。

(2) 主な改正事項

前 文
○性器、口腔等を介した性的接触で感染することを追記する。
○性感染症に関する予防のための施策を連携して取り組む者に、教育関係者、当事者支援団体を含む非営利組織及び非政府組織等を追記する。
○性的接触を介して感染する可能性があり連携して対策をとる感染症の例示として、後天性免疫不全症候群のほかにB型肝炎を追加する。

第1 原因の究明

○国は、定点把握の性感染症の発生動向が実態を的確に反映したものとなるよう、指定届出機関の指定の基準についてより具体的に示すことを追記する。

第2 発生の予防及びまん延の防止

○性感染症の予防方法として予防接種を追記する。
○コンドームは、性感染症の原因となる性器及び口腔粘膜等の直接接触を妨げ、性感染症予防に対し確実かつ基本的な効果を有するが、その効果とともに、コンドームだけでは防ぐことができない性感染症があることや、正しい使い方等の具体的な情報の普及啓発に努めることを追記する。
○性器クラミジア感染症及び淋菌感染症の病原体検査において、尿を検体とするものを含むことを明記する。
○性器クラミジア感染症及び淋菌感染症における病原体検査、梅毒及び性器ヘルペスウイルス感染症における抗体検査について、「都道府県等の実情に応じて」としている部分を削除する。
○都道府県等は、検査の結果、受診者の感染が判明した場合は、当該受診者に当該性感染症のまん延防止に必要な事項について十分説明し支援するとともに、当該受診者を通じるなどして性的接触の相手方にも必要な情報提供等の支援を行うことを追記する。

〇若年層に対する情報提供において適切な媒体を用いることを追記する。
〇保健所等が行う学校における教育と連動した普及啓発において保護者等との連携について追記する。
〇性感染症及び妊娠や母子への影響を性と生殖に関する健康問題としてとらえる配慮が重要であるほか、犯罪被害者支援や緊急避妊のための診療等の場においては、性感染症予防を含めた総合的な支援が求められることを追記する。
〇尖圭コンジローマについては、子宮頸がんとともに、ワクチンによっても予防が有効であることから、ワクチンの効果等についての情報提供を行うことが重要であることを追記する。

第3 医療の提供

〇医療の質の向上の観点から、以下の内容を追記する。
・国及び都道府県等は、学会等との連携により、様々な診療科を横断して性感染症の専門家養成のための教育及び研修機会の確保を図ることが重要であること。
・学会等の関係団体は、標準的な診断や治療の指針等について積極的に情報提供し、普及を図ることが重要であること。
〇医療アクセスへの向上の観点から以下の内容を追記する。
・若年層等が性感染症に関して受診しやすい医療体制の整備などの環境づくりとともに、保健所等における検査から、受診及び治療に結び付けられる体制づくりを推進することが重要であること。

予防や治療について民間団体等の協力により普及啓発を行うことが重要であること。

第4　研究開発の推進

○発生動向等に関する疫学研究の推進に当たって、病原体の分子疫学や薬剤耐性に関する研究を行うことを追記する。
○社会面と医学面における性の行動様式等に関する研究に感染リスクや感染の防止に関する意識・行動を含むことを追記する。

第5　国際的な連携

改正事項なし

第6　関係機関等との連携の強化

○保健所は普及啓発の拠点としての情報発信機能の強化を図ることを追記する。

性感染症に関する特定感染症予防指針（新）

（平成24年1月19日　厚生労働省告示第19号）

　感染症の予防及び感染症の患者に関する医療に関する法律（平成10年法律第114号）第11条第1項の規定に基づき、性感染症に関する特定感染症予防指針（平成12年厚生省告示第15号）の一部を次のように改正する。

　　　　　　　　　　　　　　　　平成24年1月19日

　　　　　　　　　　　　厚生労働大臣　小宮山洋子

　性器クラミジア感染症、性器ヘルペスウイルス感染症、尖圭コンジローマ、梅毒及び淋菌感染症（以下「性感染症」という。）は、性器、口腔等による性的な接触（以下「性的接触」という。）を介して感染するとの特質を共通に有し性的接触により誰もが感染する可能性がある感染症であり、生殖年齢にある男女を中心とした大きな健康問題である。性感染症は、感染しても無症状であることが多く、また、尿道炎、帯下の増量、皮膚粘膜症状、咽頭の違和感等の比較的軽い症状にとどまる場合もあるため、感染した者が、治療を怠りやすいという特性を有する。このため、不妊等の後遺障害や生殖器がんが発生し、又は後天性免疫不全症候群に感染しやすくなる等性感染症の疾患ごとに様々な重篤な合併症をもたらすことが問題点として指摘されている。特に、生殖年齢にある女性が性感染症に罹患し

た場合には、母子感染による次世代への影響があり得ることが問題点となっている。

　また、性感染症は、患者等（患者及び無症状病原体保有者をいう。以下同じ。）が、自覚症状がある場合でも医療機関に受診しないことがあるため、感染の実態を把握することが困難であり、感染の実態を過小評価してしまうおそれがあること、また、性的接触を介して感染するため、個人情報の保護への配慮が特に必要であること等の特徴を有することから、公衆衛生対策上、特別な配慮が必要な疾患である。

　さらに、性感染症を取り巻く近年の状況としては、感染症の予防及び感染症の患者に対する医療に関する法律（平成10年法律第114号。以下「法」という。）第14条の規定に基づく発生動向の調査により把握される報告数は全体的には減少の傾向が見られるものの、引き続き10代の半ばごろから20代にかけての年齢層（以下「若年層」という。）における発生の割合が高いことや、性行動の多様化により咽頭感染等の増加が指摘されていることから、これらを踏まえた上で、性感染症対策を進めていくことが重要である。

　性感染症は、早期発見及び早期治療により治癒、重症化の防止又は感染の拡大防止が可能な疾患であり、性感染症の予防には、正しい知識とそれに基づく注意深い行動が重要である。このため、性感染症に対する予防対策としては、感染する又は感染を広げる可能性がある者への普及啓発及び性感染症の予防を支援する環境づくりが重要である。特に、若年層を対象とした予防対策を重点的に推進していく必要があるため、学校等と連

携していく必要がある。また、後天性免疫不全症候群と性感染症は、感染経路、発生の予防方法、まん延の防止対策等において関連が深いため、正しい知識の普及等の対策について、本指針に基づく対策と後天性免疫不全症候群に関する特定感染症予防指針（平成24年厚生労働省告示第21号）に基づく対策との連携を図ることが必要である。

本指針は、このような認識の下に、法の施行に伴う性病予防法（昭和23年法律第167号）の廃止後も、総合的に予防のための施策を推進する必要がある性感染症について、国、地方公共団体、医療関係者、教育関係者、当事者支援団体を含む非営利組織及び非政府組織（以下「NGO等」という。）等が連携して取り組んでいくべき課題について、発生の予防及びまん延の防止、良質かつ適切な医療の提供、正しい知識の普及等の観点から新たな取組の方向性を示すことを目的とする。

また、本指針の対象である性器クラミジア感染症、性器ヘルペスウイルス感染症、尖圭コンジローマ、梅毒及び淋菌感染症のほかにも、性的接触を介して感染することがある感染症は、後天性免疫不全症候群、B型肝炎を含め多数あることに留意する必要があり、本指針に基づく予防対策は、これらの感染症の抑制にも資するものと期待される。

なお、本指針については、性感染症の発生動向、性感染症の検査、治療等に関する科学的知見、本指針の進捗状況の評価等を勘案して、少なくとも5年ごとに再検討を加え、必要があると認めるときは、これを変更していくものである。

第 1 原因の究明

1 基本的考え方

　性感染症の発生動向の調査における課題は、病原体に感染していても無症状であることが多く、また、自覚症状があっても医療機関に受診しないこと等があるため、その感染の実態を正確に把握することが困難なことである。そのため、性感染症の疫学的特徴を踏まえた対策を推進すること等を目的として、その発生動向を慎重に把握していく必要があることから、法に基づく発生動向の調査を基本としながら、患者調査等の他の調査等を活用するとともに、無症状病原体保有者の存在を考慮し、必要な調査等を追加的に実施し、発生動向を総合的に分析していくことが重要である。

　また、国及び都道府県等（都道府県、保健所を設置する市及び特別区をいう。以下同じ。）は、個人情報の保護に配慮しつつ、収集された発生動向に関する情報と分析結果について、必要とする者に対し、広く公開及び提供を行っていくことが重要である。

2 発生動向の調査の活用

　法に基づく発生動向の調査については、引き続き、届出の徹底等その改善及び充実を図り、調査の結果を基本的な情報として活用していくものとする。特に、法第14条の規定に基づ

き、指定届出機関からの届出によって発生の状況を把握することとされている性器クラミジア感染症、性器ヘルペスウイルス感染症、尖圭コンジローマ及び淋菌感染症については、国は、これら四つの感染症の発生動向を的確に反映できるよう、発生動向調査の結果を踏まえた指定届出機関の指定の基準（定点選定法）をより具体的に示すとともに、指定の状況を適宜確認して、発生動向調査の改善を図るものとする。都道府県は、性別、年齢階級別など対策に必要な性感染症の発生動向を把握できるように、かつ、関係機関、関係学会、関係団体等と連携し、地域における対策に活用するため、10万人当たりの患者数のように地域によって偏りがないように留意して、指定届出機関を指定するものとする。

3　発生動向の調査等の結果の公開及び提供の強化

　国及び都道府県等は、収集された調査の結果やその分析に関する情報を経年的な変化が分かるような図表に編集する等国民が理解しやすいよう加工した上で、印刷物、インターネット等の多様な媒体を通じて、これを必要とする者に対して、広く公開及び提供を行っていくことが重要である。

第2 発生の予防及びまん延の防止

1 基本的考え方

　国及び都道府県等は、性感染症の罹患率を減少傾向へ導くための施策の目標を設定し、正しい知識の普及啓発及び性感染症の予防を支援する環境づくりを中心とした予防対策を行うことが重要である。特に、性感染症の予防方法としてのコンドームの使用、予防接種並びに検査や医療の積極的な受診による早期発見及び早期治療が性感染症の発生の予防及びまん延の防止に有効であるといった情報、性感染症の発生動向に関する情報等を提供していくとともに、検査や医療を受けやすい環境づくりを進めていくことが重要である。

　また、普及啓発は、一人一人が自分の身体を守るために必要とする情報を分かりやすい内容と効果的な媒体により提供することを通じ、各個人の行動を性感染症に罹患する危険性の低いもの又はないものにする行動変容の促進を意図して行うものである必要がある。

　さらに、一般的な普及啓発の実施に加え、若年層を中心とした普及啓発を実施するとともに、実施に当たっては、対象者の実情に応じて、普及啓発の内容や方法に配慮することが重要である。このため、国及び都道府県等は相談や指導の充実を図り、よりきめ細かい普及啓発を実現していくことが必要である。

2 コンドームの予防効果に関する普及啓発

コンドームは、性感染症の原因となる性器及び口腔粘膜等の直接接触を妨げる物理的障壁として、性感染症の予防に対する確実かつ基本的な効果を有するものであるが、その効果とともに、コンドームだけでは防ぐことができない性感染症があることや、正しい使い方等の具体的な情報の普及啓発に努めるべきである。国及び都道府県等は、コンドームの特性と性感染症の予防効果に係る情報を提供していくことが重要であり、コンドームの製造・販売業者にも協力を求めるべきである。

なお、産婦人科、泌尿器科等の医療機関において、性感染症に係る受診の機会を捉え、コンドームの特性と使用による性感染症の予防について啓発がなされるよう働きかけていく必要がある。

3 検査の推奨と検査機会の提供

都道府県等は、保健所や医療機関などの検査に係る情報の提供を行い、性感染症に感染している可能性のある者に対し、検査の受診を推奨することが重要である。その際には、検査の趣旨及び内容を十分に理解させた上で受診させ、必要に応じて治療に結び付けることができる体制を整えることが重要である。保健所が自ら検査を実施する場合に検査の対象とする性感染症とその検査項目を選定するときは、無症状病原体保有者からの感染の危険性、検査の簡便さ等を考慮し、性器クラミジア感染

症及び淋菌感染症にあっては病原体検査（尿を検体とするものを含む。）を、梅毒及び性器ヘルペスウイルス感染症にあっては抗体検査を基本として、検査を実施するものとする。

そのため、都道府県等は、保健所における性感染症の検査の機会確保に努めるとともに、住民が受診しやすい体制を整えることが重要である。また、性感染症に関する普及啓発のために、各種行事の活用、検体の送付による検査など、個人情報の保護に留意しつつ、様々な検査の機会を活用していくことも重要である。なお、検査の結果、受診者の感染が判明した場合は、当該受診者に、当該性感染症のまん延の防止に必要な事項について十分説明し、支援するとともに、当該受診者を通じる等の方法により当該受診者の性的接触の相手方にも必要な情報提供等の支援を行い、必要な場合には、医療に結び付け、感染拡大の防止を図ることも重要である。

さらに、国及び都道府県等は、性感染症の検査の実施に関して、学会等が作成した検査の手引き等を普及していくこととする。

4　対象者の実情に応じた対策

予防対策を講ずるに当たっては、年齢や性別等の対象者の実情に応じた配慮を行っていくことが重要である。

例えば、若年層に対しては、性感染症から自分の身体を守るための情報について、適切な人材の協力を得、正確な情報提供を適切な媒体を用いて行い、広く理解を得ることが重要であ

る。その際、学校における教育においては、学習指導要領に則り、児童生徒の発達段階及び保護者や地域の理解を踏まえることが重要である。保健所等は、教育関係機関及び保護者等と十分に連携し、学校における教育と連動した普及啓発を行うことが重要である。

　また、女性は、解剖学的に感染の危険性が高く、感染しても無症状の場合が多い一方で、感染すると慢性的な骨盤内炎症性疾患の原因となりやすく、次世代への影響があること等の特性がある。そのため、女性に対する普及啓発は、それぞれの対象者の意向を踏まえるとともに、対象者の実情や年齢に応じた特別な配慮が必要である。性感染症及び妊娠や母子への影響を性と生殖に関する健康問題として捉える配慮が重要であるほか、犯罪被害者支援や緊急避妊のための診療等の場においては、性感染症予防を含めた総合的支援が求められる。また、尖圭コンジローマについては、子宮頸がんとともに、ワクチンによっても予防が有効であることから、ワクチンの効果等についての情報提供を行うことが重要である。一方、性感染症として最も罹患の可能性の高い性器クラミジア感染症は、男性においても症状が軽微であることが多いため、感染の防止のための注意を怠りやすいという特性を有するので、そのまん延の防
止に向けより一層の啓発が必要である。

5　相談指導の充実

　保健医療に関する既存の相談の機会を活用するとともに、希

患者に対する検査時の相談指導、妊婦等に対する保健医療相談や指導等を行うことが、対象者の実情に応じた対策の観点からも有効である。そのため、都道府県等は、性感染症に係る検査の前後において、当該性感染症に関する相談及び情報収集を円滑に推進するとともに、そのまん延の防止を図るため、医師及び保健師等を対象に相談及び指導に携わる人材の養成及び確保に努めるものとする。また、これらに当たっては、医療機関及び教育機関との連携並びに後天性免疫不全症候群対策との連携を図ることが重要である。

第3　医療の提供

1　基本的考え方

　性感染症は、疾患や病態に応じて適切に処方された治療薬を投与する等の医療が必要な疾患であり、確実な治療が二次感染やまん延を防ぐ最も有効な方法である。医療の提供に当たっては、診断や治療の指針、分かりやすい説明資料等の活用に加えて、個人情報の保護等の包括的な配慮が必要である。また、若年層が受診しやすい環境作りへの配慮も必要である。

2　医療の質の向上

　国及び都道府県等は、医師会等の関係団体との連携を図りながら、診断や治療に関する最新の方法に関する情報を迅速に提

供し、普及させるよう努めることが重要である。

特に、学会等の関係団体は、標準的な診断や治療の指針等について積極的に情報提供し、普及を図ることが重要である。

また、国及び都道府県等は、学会等との連携により、様々な診療科を横断して性感染症の専門家養成のための教育及び研修機会の確保を図ることが重要である。

3　医療アクセスの向上

特に若年層等が性感染症に関して受診しやすい医療体制の整備等の環境作りとともに、保健所等における検査から、受診及び治療に結び付けられる体制作りを推進することが重要である。また、検査や治療について分かりやすい資料等を作成し、NGO等の協力により普及啓発を行うことが重要であり、国及び都道府県等は、その普及啓発を支援していくことが重要である。

第4　研究開発の推進

1　基本的考え方

性感染症の拡大を抑制するとともに、より良質かつ適切な医療を提供するためには、性感染症に関する研究開発の推進が必要である。具体的には、病態の解明に基づく検査や治療に関する研究、発生動向に関する疫学研究、行動様式に関する社会面

ら医学面における研究等を対策に活用できるよう総合的に推進することが重要である。

2　検査や治療等に関する研究開発の推進

性感染症の検査や治療において期待される研究としては、迅速かつ正確に結果が判明する検査薬や検査方法等、検査機会の拡大のための実用的な検査薬や検査方法の開発、効果的で簡便な治療方法の開発、新たな治療薬及び耐性菌を出現させないような治療薬の開発やその投与方法に関する研究等が考えられる。また、ワクチン開発の研究、予防方法の新たな可能性を視野に入れた研究開発等を推進することも重要である。

3　発生動向等に関する疫学研究の推進

国は、性感染症の発生動向に関する各種疫学研究を強化し、今後の予防対策に役立てていくことが重要である。例えば、性感染症の無症状病原体保有者の推移に関する研究、病原体の分子疫学や薬剤耐性に関する研究、地域を限定した性感染症の全数調査、後天性免疫不全症候群の発生動向との比較研究、発生動向の分析を行うための追加調査、指定届出機関の選定の在り方に関する研究等の疫学研究によって、定量的な評価が可能となる数値を的確に推計できるよう努めるなど、発生動向の多面的な把握に役立てていくことが重要である。

4 社会面と医学面における性の行動様式等に関する研究

国は、性感染症を早期に発見し、治療に結び付けるための試行的研究、性感染症予防策のまん延防止効果に関する研究、感染リスクや感染の防止に関する意識・行動等を含む社会面と医学面における性の行動様式等に関する研究を後天性免疫不全症候群対策の研究と連携して進めることが重要である。

5 研究評価等の充実

国は、研究の計画を厳正に評価し、重点的に研究を支援するとともに、研究の成果についても的確に評価した上で、評価の高い研究成果に基づく施策を重点的に進めていくことが必要である。また、研究の結果については、広く一般に提供していくことが重要である。

第5 国際的な連携

1 基本的考え方

後天性免疫不全症候群の主要な感染経路が性的接触であることのみならず、性感染症に罹患している者がHIV（ヒト免疫不全ウイルス）に感染しやすいということに鑑み、予防対策上の観点から性感染症と後天性免疫不全症候群とを併せて取り

扱うことが国際的には多いことから、国際的な連携に当たっては、この点を念頭に進めることが重要である。

2　諸外国との情報交換の推進

　国は、政府間、研究者間等における性感染症に関する予防方法や治療方法の開発、疫学研究や社会面と医学面における研究の成果等についての国際的な情報交換を推進し、我が国の対策に活かしていくことが重要である。また、性感染症に関連する後天性免疫不全症候群の研究についても、情報交換に努めていくことが望ましい。

3　国際的な感染拡大抑制への貢献

　国は、世界保健機関、国連合同エイズ計画（UNAIDS）等の活動への協力を強化することが重要である。

第6　関係機関等との連携の強化等

1　関係機関等との連携の強化

　性感染症対策は、普及啓発から研究開発まで、様々な関係機関との連携を必要とするものであり、具体的には、厚生労働省、内閣府、文部科学省等における普及啓発の連携、研究成果の情報交換、官民連携による施策の推進等を図るほか、国及び

都道府県等と医師会等の関係団体並びに性感染症及び後天性免疫不全症候群対策等に関係する NGO 等との連携等幅広い連携を図ることが重要である。また、保健所による普及啓発の拠点としての情報発信機能の強化を図るとともに、学校教育と社会教育との連携強化による普及啓発活動の充実を図ることが重要である。

2 本指針の進捗状況の評価及び展開

本指針を有効に機能させるためには、本指針に掲げた取組の進捗状況について、定期的に把握し、専門家等の意見を聴きながら評価を行うとともに、必要に応じて、取組の見直しを行うことが重要である。

後天性免疫不全症候群に関する
特定感染症予防指針

(平成24年1月19日　厚生労働省告示第21号)

　感染症の予防及び感染症の患者に対する医療に関する法律(平成10年法律第114号)第11条第1項の規定に基づき、後天性免疫不全症候群に関する特定感染症予防指針(平成18年厚生労働省告示第89号)の全部を次のように改正する。

平成24年1月19日

厚生労働大臣小宮山洋子

　後天性免疫不全症候群や無症状病原体保有の状態(HIV(ヒト免疫不全ウイルス)に感染しているが、後天性免疫不全症候群を発症していない状態をいう。)は、正しい知識とそれに基づく個人個人の注意深い行動により、多くの場合、予防することが可能な疾患である。また、近年の医学や医療の進歩により、感染しても早期発見及び早期治療によって長期間社会の一員として生活を営むことができるようになってきており、様々な支援体制も整備されつつある。

　しかしながら、日本における発生の動向については、国及び都道府県等(都道府県、保健所を設置する市及び特別区をいう。以下同じ。)がHIV感染に関する情報を収集及び分析し、国民や医師等の医療関係者に対して情報を公表している調査

(以下「エイズ発生動向調査」という。)によれば、他の多くの先進諸国とは異なり、地域的にも、また、年齢的にも依然として広がりを見せており、特に、20代から30代までの若年層が多くを占めている。また、感染経路別に見た場合、性的接触がほとんどを占めているが、特に、日本人男性が同性間の性的接触によって国内で感染する事例が増加している。

こうした状況を踏まえ、今後とも、感染の予防及びまん延の防止を更に強力に進めていく必要があり、そのためには、国と地方公共団体及び地方公共団体相互の役割分担を明確にし、正しい知識の普及啓発及び教育並びに保健所等における検査・相談（カウンセリング）体制の充実を中心に、連携して重点的かつ計画的に取り組むことが最も重要であるとともに、国、地方公共団体、医療関係者、患者団体を含む非営利組織又は非政府組織（以下「NGO等」という。）、海外の国際機関等との連携を強化していくことが重要である。

また、日本の既存の施策は全般的なものであったため、特定の集団に対する感染の拡大の抑制に必ずしも結び付いてこなかった。こうした現状を踏まえ、国及び都道府県等は、個別施策層（感染の可能性が疫学的に懸念されながらも、感染に関する正しい知識の入手が困難であったり、偏見や差別が存在している社会的背景等から、適切な保健医療サービスを受けていないと考えられるために施策の実施において特別な配慮を必要とする人々をいう。以下同じ。）に対して、人権や社会的背景に最大限配慮したきめ細かく効果的な施策を追加的に実施することが重要である。個別施策層としては、現在の情報に鑑み

れば、性に関する意思決定や行動選択に係る能力について形成過程にある青少年、言語的障壁や文化的障壁のある外国人及び性的指向の側面で配慮の必要なMSM（男性間で性行為を行う者をいう。以下同じ。）が挙げられる。また、HIVは、性的接触を介して感染することから、性風俗産業の従事者及び利用者も個別施策層として対応する必要がある。さらに、薬物乱用等も感染の一因となり得るため、薬物乱用者についても個別施策層として対応する必要がある。なお、具体的な個別施策層については、状況の変化に応じて適切な見直しがなされるべきである。

さらに、施策の実施に当たっては、感染症の予防及び感染症の患者に対する医療に関する法律（以下「法」という。）の理念である感染症の予防と医療の提供を車の両輪のごとく位置付けるとともに、患者等（患者及び無症状病原体保有者（HIV感染者）をいう。以下同じ。）の人権を尊重し、偏見や差別を解消していくことが大切であるという考えを常に念頭に置きつつ、関係者が協力していくことが必要である。

本指針は、このような認識の下に、後天性免疫不全症候群に応じた予防の総合的な推進を図るため、国、地方公共団体、医療関係者及びNGO等が連携して取り組んでいくべき課題について、正しい知識の普及啓発及び教育並びに保健所等における検査・相談体制の充実等による発生の予防及びまん延の防止、患者等に対する人権を尊重した良質かつ適切な医療の提供等の観点から新たな取組の方向性を示すことを目的とする。

なお、本指針については、少なくとも五年ごとに再検討を加

え、必要があると認めるときは、これを変更していくものである。

第1 原因の究明

1 エイズ発生動向調査の強化

　エイズ発生動向調査は、感染の予防及び良質かつ適切な医療の提供のための施策の推進に当たり、最も基本的な事項である。このため、国及び都道府県等は、患者等の人権及び個人の情報保護に十分に配慮した上で、国立感染症研究所、研究班（厚生労働科学研究費補助金エイズ対策研究事業に関係する研究者や研究班をいう。以下同じ。）及びNGO等と協力し、法に基づくエイズ発生動向調査の分析を引き続き強化するとともに、患者等への説明と同意の上で行われる、病状に変化を生じた事項に関する報告である任意報告についても、関係者に対する周知徹底を図り、その情報の分析を引き続き強化すべきである。なお、エイズ発生動向調査の分析に当たっては、患者等に関する疫学調査・研究等の関連情報を収集することにより、エイズ発生動向調査を補完することが必要である。

　また、都道府県等は、正しい知識の普及啓発等の施策を主体的かつ計画的に実施するため、患者等の人権及び個人情報の保護に配慮した上で、地域における発生動向を正確に把握することが重要である。

2 個別施策層に対するエイズ発生動向調査の実施

国は、研究班やNGO等と協力し、人権及び個人情報の保護に配慮した上で、個別施策層に関する発生動向を調査・把握し、分析することが重要である。

3 国際的な発生動向の把握

国際交流が活発化し、多くの日本人が海外に長期又は短期間滞在しているとともに、日本国内に多くの外国人が居住するようになった状況に鑑み、国は、研究班やNGO等と協力し、海外における発生動向を把握し、日本への影響を事前に推定することが重要である。

4 エイズ発生動向調査等の結果等の公開及び提供

国等は、収集されたエイズ発生動向調査等の結果やその分析に関する情報を、多様な媒体を通じて、広く公開及び提供を行っていくことが重要である。

第2 発生の予防及びまん延の防止

1 基本的考え方

後天性免疫不全症候群は、性感染症と同様に、個人個人の注

意深い行動により、その予防が可能な疾患であり、国及び都道府県等は、現在における最大の感染経路が性的接触であることを踏まえ、(1) 正しい知識の普及啓発及び (2) 保健所等における検査・相談体制の充実を中心とした予防対策を重点的かつ計画的に進めていくことが重要である。また、保健所をこれらの対策の中核として位置付けるとともに、所管地域における発生動向を正確に把握できるようその機能を強化することが重要である。

2 性染症対策との連携

現状では、最大の感染経路が性的接触であること、性感染症の罹患とHIV感染の関係が深いこと等から、予防及び医療の両面において、性感染症対策とHIV感染対策との連携を図ることが重要である。したがって、性感染症に関する特定感染症予防指針（平成12年厚生省告示第15号）に基づき行われる施策とHIV感染対策とを連携して、対策を進めていくことが必要である。具体的には、性感染症の感染予防対策として、コンドームの適切な使用を含めた性感染症の予防のための正しい知識の普及啓発、保健所等における性感染症検査の際に、HIV検査の受検を勧奨する体制を充実すること等が重要である。

3 その他の感染経路対策

薬物乱用のうち静注薬物の使用によるもの、輸血、母子感

染、医療現場における事故による偶発的な感染といった性的接触以外の感染経路については、厚生労働省は引き続き、関係機関（関係省庁、保健所等、独立行政法人国立国際医療研究センターエイズ治療・研究開発センター（以下「ACC」という。）、地方ブロック拠点病院、中核拠点病院、エイズ治療拠点病院等）と連携し、正しい知識の普及啓発及び教育の充実、検査・相談体制の推進等の予防措置を強化することが重要である。また、関連する研究班やNGO等と連携し、その実態を把握するための調査研究を実施することも重要である。

4　個別施策層に対する施策の実施

　国及び都道府県等は、引き続き、個別施策層（特に、青少年及びMSM）に対して、人権や社会的背景に最大限配慮したきめ細かく効果的な施策を、NGO等と連携し追加的に実施することが重要である。

　特に、都道府県等は、患者等や個別施策層に属する者に対しては、対象者の実情に応じて、検査・相談の利用の機会に関する情報提供に努めるなど検査を受けやすくするための特段の配慮が重要である。

　なお、薬物乱用者については、薬物乱用防止の取組等、関係施策との連携強化について、併せて検討することが重要である。

第3 普及啓発及び教育

1 基本的考え方

 普及啓発及び教育においては特に、科学的根拠に基づく正しい知識に加え、保健所等における検査・相談の利用に係る情報、医療機関を受診する上で必要な情報等を周知することが重要である。

 また、普及啓発及び教育は、近年の発生動向を踏まえ、対象者の実情に応じて正確な情報と知識を、分かりやすい内容と効果的な媒体により提供する取組を強化することで、個人個人の行動がHIVに感染する危険性の低いもの又は無いものに変化すること（以下「行動変容」という。）を促進する必要がある。

 さらに、感染の危険にさらされている者のみならず、それらを取り巻く家庭、地域、学校、職場等へ向けた普及啓発及び教育についても効果的に取り組み、行動変容を起こしやすくするような環境を醸成していくことが必要である。

 普及啓発及び教育を行う方法については、国民一般を対象にHIV・エイズに係る情報や正しい知識を提供するものと、個別施策層等の対象となる層を設定し行動変容を促すものとがあり、前者については、国民の関心を持続的に高めるために、国及び地方公共団体が主体的に全国又は地域全般にわたり施策に取り組むことが重要であり、後者については、対象者の年齢、行動段階等の実情に応じた内容とする必要があることから、住

民に身近な地方公共団体がNGO等と連携して進めていくことが重要である。

国及び地方公共団体は、感染の危険にさらされている者のみならず、日本に在住する全ての人々に対して、感染に関する正しい知識を普及できるように、学校教育及び社会教育との連携を強化して、対象者に応じた効果的な教育資材を開発すること等により、具体的な普及啓発活動を行うことが重要である。また、普及啓発に携わる者に対する教育を行うことも重要である。さらに、患者等やNGO等が実施する性行動等における感染予防のための普及啓発事業が円滑に行われるように支援することが重要である。

2 患者等及び個別施策層に対する普及啓発及び教育の強化

国及び地方公共団体は、患者等及び個別施策層に対する普及啓発及び教育を行うに当たっては、感染の機会にさらされる可能性を低減させるために、各個別施策層の社会的背景に即した具体的な情報提供を積極的に行う必要がある。このため、個別施策層に適した普及啓発用資材等を患者等とNGO等の共同で開発し、普及啓発事業を支援することが必要である。特に、地方公共団体は、地方の実情に応じた受検・受療行動につながる効果的な普及啓発事業の定着を図るために、保健所、医療機関、教育機関、企業、NGO等との連携を促進することが重要であり、これらの連携を可能とする職員等の育成についても取

り組むことが重要である。

HIV感染の予防において、MSM及び青少年に対する普及啓発及び教育は特に重要である。

MSMに対する普及啓発等においては、国及び地方公共団体と当事者・NGO等との連携が必須であり、対象者の実情に応じた取組を強化していくことが重要である。

また、青少年に対する教育等を行う際には、学校、地域コミュニティ、青少年相互の連携・協力が重要であるとともに、青少年を取り巻く環境、青少年自身の性的指向や性に対する考え方等には多様性があるため、それぞれの特性に応じた教育等を行う必要がある。

3 医療従事者等に対する教育

国及び都道府県等にあっては、研修会等により、広く医療従事者等に対して、最新の医学や医療の教育のみならず、患者等の心理や特に個別施策層の社会的状況等の理解に資する教育、患者等の人権の尊重や個人情報保護及び情報管理に関する教育等を強化して行うことが重要である。

4 関係機関との連携の強化

厚生労働省は、具体的な普及啓発事業を展開していく上で、文部科学省及び法務省と連携して、教育及び啓発体制を確立することが重要である。また、報道機関等を通じた積極的な広報

活動を推進するとともに、保健所等の窓口に外国語で説明した冊子を備えておく等の取組を行い、旅行者や外国人への情報提供を充実させることが重要である。

第4　検査・相談体制の充実

1　基本的考え方

　検査・相談体制の充実については、感染者が早期に検査を受検し、適切な相談及び医療機関への紹介を受けることは、感染症の予防及びまん延の防止のみならず、感染者個人個人の発症又は重症化を防止する観点から極めて重要である。

　このため、国及び都道府県等は、保健所等における検査・相談体制の充実を基本とし、検査・相談の機会を、個人個人に対して行動変容を促す機会と位置付け、利用者の立場に立った取組を講じていくことが重要である。また、様々な背景を持つ感染者が、早期に検査を受検し、適切な相談及び医療機関への紹介を受けることができるよう、NGO等との連携により、利用者の立場に立った検査・相談の機会の拡充につながる取組を強化することが重要である。

2　検査・相談体制の強化

　国及び都道府県等は、基本的考え方を踏まえ、保健所における無料の匿名による検査・相談体制の充実を重点的かつ計画的

に進めていくことが重要である。

　さらに、都道府県等は、NGO等や必要に応じて医療機関とも連携し、個人情報の保護に配慮しつつ、地域の実情に応じて、利便性の高い場所と夜間・休日等の時間帯に配慮した検査や迅速検査を実施するとともに、検査・相談を受けられる場所と時間帯等の周知を行うなど、利用の機会の拡大を促進する取組を強化することが重要である。

　また、国は、都道府県等の取組を支援するため、検査・相談の実施方法に係る指針や手引き等を作成するとともに、各種イベント等集客が多く見込まれる機会を利用すること等により、検査・相談の利用に係る情報の周知を図ることが重要である。

　都道府県等は、関係機関と連携し、受検者のうち希望する者に対しては、検査の前に相談の機会を設け、必要かつ十分な情報に基づく意思決定の上で検査を行うことが重要である。

　さらに、検査の結果、陽性であった者には、早期治療・発症予防の重要性を認識させるとともに、適切な相談及び医療機関への紹介による早期治療・発症予防の機会を提供し、医療機関への受診を確実に促すことが極めて重要である。一方、陰性であった者についても、行動変容を促す機会として積極的に対応することが重要である。

　また、検査後においては、希望する者に対して、継続的な検査後の相談及び陽性者の支援のための相談等、相談体制の充実に向けた取組を強化することも重要である。

3 個別施策層に対する検査・相談の実施

　国及び都道府県等は、人権や社会的背景に最大限配慮しつつ、NGO等と連携した取組を実施し、対象者の実情に応じた、利用の機会の拡大を促進する取組を強化することが重要である。なお、個別施策層に対し効率的に検査を実施するという観点で、新規感染者・患者報告数が全国水準より高い等の地域にあっては、地域の実情を踏まえた定量的な指標に基づく施策の目標等を設定し実施していくことが望まれるが、地域の実情及び施策の性質等によっては、定性的な目標等を設定することも考えられる。さらに、心理的背景や社会的背景にも十分に配慮した相談体制の整備が重要であり、専門の研修を受けた者によるもののみならず、ピア・カウンセリング（患者等や個別施策層の当事者による相互相談をいう。以下同じ。）を活用することも有効である。

4 保健医療相談体制の充実

　国及び都道府県等は、地域の実情に応じた保健医療相談サービスを提供するため、NGO等と連携し、保健医療相談の質的向上等を図る必要がある。また、HIV感染の予防や医療の提供に関する相談窓口を維持するとともに、性感染症に関する相談、妊娠時の相談といった様々な保健医療相談サービスとの連携を強化することも重要である。特に、個別の施策が必要である地域においては、相談窓口を増設するとともに、メンタルヘルスケアを重視した相談の質的向上等を図るため、必要に応

じて、その地域の患者等や NGO 等と連携することが重要である。

第5　医療の提供

1　総合的な医療提供体制の確保

①医療提供体制の充実

　国及び都道府県は、患者等に対する医療及び施策が更に充実するよう、国の HIV 治療の中核的医療機関である ACC、地方ブロック拠点病院、中核拠点病院及びエイズ治療拠点病院の機能の強化を推進するとともに、地域の実情に応じて、中核拠点病院、エイズ治療拠点病院、地域の診療所等間の機能分担による診療連携の充実や患者等を含む関連団体との連携を図ることにより、都道府県内における総合的な医療提供体制の整備を重点的かつ計画的に進めることが重要である。

　具体的には、ACC の支援を原則として受ける地方ブロック拠点病院が中核拠点病院を、中核拠点病院がエイズ治療拠点病院を支援するという、各種拠点病院の役割を明確にしつつ、ACC 及び地方ブロック拠点病院の緊密な連携の下、中核拠点病院等を中心に、地域における医療水準の向上及びその地域格差の是正を図るとともに、一般の医療機関においても診療機能に応じた患者主体の良質かつ適切な医療が居住地で安心して受けられるような基盤作りが重要である。このため、地方ブロッ

ｸ拠点病院、中核拠点病院、エイズ治療拠点病院、地域の診療所等の連携を深め、相互の研修等により診療の質の向上を図ることができるよう、都道府県等が設置する推進協議会等において、各種拠点病院における医療従事者への啓発や各種拠点病院間の診療連携の推進、担当医師のみならず担当診療科を中心とした各種拠点病院としての医療提供体制の維持等、医療体制整備の進捗状況を評価できる仕組みを検討することも必要である。

②良質かつ適切な医療の提供及び医療連携体制の強化

　高度化したHIV治療を支えるためには、医療の質の標準化を進めるべく専門医等の医療従事者が連携して診療に携わることが重要であり、国は、外来診療におけるチーム医療、ケアの在り方についての指針等を作成し、良質かつ適切な医療の確保を図る取組の強化が重要である。

　また、早期に患者等へ適切な医療を提供することは、二次感染防止の観点から重要である。

　さらに今後は、専門的医療と地域における保健医療サービス及び福祉サービスとの連携等が必要であり、これらの「各種保健医療サービス及び福祉サービスとの連携を確保するための機能」（以下「コーディネーション」という。）を担う看護師等の地方ブロック拠点病院及び中核拠点病院への配置を推進することが重要である。都道府県等は、中核拠点病院の設置する連絡協議会等と連携し、医師会、歯科医師会等の関係団体や患者団体の協力の下、中核拠点病院、エイズ治療拠点病院及び地域診

療所等間の診療連携の充実を図ることが重要である。特に、患者等に対する歯科診療の確保について、地方ブロック拠点病院及び中核拠点病院は、地域の実情に応じ相互の連携の下、各種拠点病院と診療に協力する歯科診療所との連携体制の構築を図ることにより、患者等へ滞りなく歯科診療を提供することが重要である。

③十分な説明と同意に基づく医療の推進

治療効果を高めるとともに、感染の拡大を抑制するためには、医療従事者は患者等に対し、十分な説明を行い、理解を得るよう努めることが不可欠である。具体的には、医療従事者は医療を提供するに当たり、適切な療養指導を含む十分な説明を行い、患者等の理解が得られるよう継続的に努めることが重要である。説明の際には、患者等の理解を助けるため、分かりやすい説明資料を用意すること等が望ましい。また、患者等が主治医以外の医師の意見を聞き、自らの意思決定に役立てることも評価される。

④主要な合併症及び併発症への対応の強化

HIV治療そのものの進展に伴い、結核、悪性腫瘍等の合併症や肝炎等の併発症を有する患者への治療及び抗HIV薬の投与に伴う有害事象等への対応も重要であることから、国は、引き続きこれらの治療等に関する研究を行い、その成果の公開等を行っていくことが重要である。

特に肝炎ウイルスとの重複感染により重篤化した肝炎・肝硬

変に対する肝移植等を含む合併症・併発症対策は、その重篤な臨床像から、研究のみならず医療においても専門とする診療科間の連携を強化することが重要である。また、治療に伴う心理的負担を有する患者に対しては、診断後早期からの精神医学的介入による治療も重要である。このため、精神科担当の医療従事者に対しては、HIV診療についての研修等を実施することが重要である。

⑤情報ネットワークの整備

　患者等や医療関係者が、治療方法や主要な合併症及び併発症の早期発見方法等の情報を容易に入手できるように、インターネットやファクシミリにより医療情報を提供できる体制を整備することが重要である。また、診療機関の医療水準を向上させるために、個人情報の保護に万全を期した上で、HIV診療支援ネットワークシステム（A-net）等の情報網の普及や患者等本人の同意を前提として行われる診療の相互支援の促進を図ることが重要である。さらに、医療機関や医療従事者が相互に交流することは、医療機関、診療科、職種等を超えた連携を図り、ひいては、患者等の医療上の必要性を的確に把握すること等につながり有効であるため、これらの活動を推進することが望ましい。

⑥長期療養・在宅療養支援体制の整備

　患者等の療養期間の長期化に伴い、患者等の主体的な療養環境の選択を尊重するため、長期療養・在宅療養の患者等を積極

的に支える体制整備を推進していくことが重要である。このため、国及び都道府県等は、具体的な症例に照らしつつ、患者等の長期療養・在宅療養サービスの向上に配慮していくよう努めることが重要である。都道府県等にあっては、地域の実情に応じて、地方ブロック拠点病院及び中核拠点病院相互の連携によるコーディネーションの下、連絡協議会等において、各種拠点病院と地域医師会・歯科医師会等との連携を推進し、各種拠点病院と慢性期病院との連携体制の構築を図ることが重要である。

⑦治療薬剤の円滑な供給確保

国は、患者等が安心して医療を受けることができるよう、治療薬剤の円滑な供給を確保することが重要である。そのため、国内において薬事法（昭和三十五年法律第百四十五号）で承認されているがHIV感染又はその随伴症状に対する効能又は効果が認められていない薬剤の中で効果が期待される薬剤の医療上必要な適応拡大を行うとともに、海外で承認された治療薬剤がいち早く国内においても使用できるようにする等の措置を講じ、海外との格差を是正していくことが重要である。

② 人材の育成及び活用

良質かつ適切な医療の提供のためには、HIVに関する教育及び研修を受け、個別施策層のみならず多様な人間の性について理解し、対応できる人材を育成し、効率的に活用することが重要であるとともに、人材の育成による治療水準の向上も重要

である。国及び都道府県等は、引き続き、医療従事者に対する研修を実施するとともに、中核拠点病院及びエイズ治療拠点病院のHIV治療の質の向上を図るため、地方ブロック拠点病院等による出張研修等により、効果的な研修となるよう支援することが重要である。また、地方ブロック拠点病院だけではなく、中核拠点病院においてもコーディネーションを担う看護師等が配置できるよう、看護師等への研修を強化することも重要である。

3 個別施策層に対する施策の実施

個別施策層に対して良質かつ適切な医療を提供するためには、その特性を踏まえた対応が必要であり、医療関係者への研修、対応手引書の作成等の機会に個別的な対応を考えていくこと等が重要である。

例えば、個別施策層が良質かつ適切な医療を受けられることは、感染の拡大の抑制にも重要である。このため、都道府県等は、地域の実情に応じて、各種拠点病院等において検査やHIV治療に関する相談（情報提供を含む。）の機会の拡充への取組の強化を図るべきであり、特に外国人に対する医療への対応にあたっては、職業、国籍、感染経路等によって医療やサービス、情報の提供に支障が生じることのないよう、医療従事者に対する研修を実施するとともに、NGO等と協力し、通訳等の確保による多言語での対応の充実等が必要である。

4 日常生活を支援するための保健医療・福祉サービスの連携強化

　患者等の療養期間の長期化に伴い、障害を持ちながら生活する者が多くなったことに鑑み、保健医療サービスと障害者施策等の福祉サービスとの連携を強化することが重要である。具体的には、国及び都道府県等は、専門知識に基づく医療社会福祉相談（医療ソーシャルワーク）やピア・カウンセリング等の研修の機会を拡大し、医療機関や地域のNGO等と連携した生活相談支援のプログラムを推進することが重要である。このため、エイズ治療拠点病院とNGO等との連携構築のための研修等の機会の提供等も重要である。また、患者及びその家族等の日常生活を支援するという観点から、その地域のNGO等との連携体制、社会資源の活用等についての情報を周知する必要がある。

第6　研究開発の推進

1　研究の充実

　患者等への良質かつ適切な医療の提供等を充実していくためには、国及び都道府県等において、研究結果が感染の拡大の抑制やより良質かつ適切な医療の提供につながるような研究を行っていくべきである。特に、各種治療指針等の作成等のため

の研究は、国において優先的に考慮されるべきであり、当該研究を行う際には、感染症の医学的側面や自然科学的側面のみならず、社会的側面や政策的側面にも配慮することが望ましい。

なお、研究の方向性を検討する際には、発生動向を踏まえ、各研究班からの研究成果を定期的に確認することが重要である。また、研究については、エイズ発生動向の分析を補完する疫学研究、感染拡大の防止に有効な対策を示す研究、特に個別施策層にあっては、人権及び個人情報の保護に配慮した上で、追加的に言語、文化、知識、心理、態度、行動、性的指向、年齢、感染率、社会的背景等を含めた疫学的調査研究及び社会科学的調査研究を、当事者の理解と協力を得た上で、NGO等と協力し、効果的に行うことが必要である。なお、とりわけ、患者等のうち大きな割合を占めるMSMに対しての調査研究は重要である。

あわせて、長期的展望に立ち、継続性のある研究を行うためには、若手研究者の育成は重要である。

2 特効薬等の研究開発

国は、特効薬、ワクチン、診断法及び検査法の開発に向けた研究を強化するとともに、研究目標については戦略的に設定することが重要である。この場合、研究の科学的基盤を充実させることが前提であり、そのためにも、関係各方面の若手の研究者の参入を促すことが重要である。

3 研究結果の評価及び公開

 国は、研究の充実を図るため、各種指針等を含む調査研究の結果については、学識者により客観的かつ的確に評価するとともに、研究の性質に応じ、公開等を行い、幅広く患者等からの意見も参考とすべきである。

第7 国際的な連携

1 諸外国との情報交換の推進
 国は、政府間、研究者間及び NGO 等間の情報交換の機会を拡大し、感染の予防、治療法の開発、患者等の置かれた社会的状況等に関する国際的な情報交流を推進し、日本の HIV 対策に活かしていくことが重要である。

2 国際的な感染拡大の抑制への貢献

 国は、国連合同エイズ計画(UNAIDS)への支援、日本独自の二国間保健医療協力分野における取組の強化等の国際貢献を推進すべきである。

3 国内施策のためのアジア諸国等への協力

 厚生労働省は、有効な国内施策を講ずるためにも、諸外国に

おける情報を 外務省等と連携しつつ収集するとともに、諸外国における感染の拡大の抑制や患者等に対する適切な医療の提供が重要であることから、日本と人的交流が盛んなアジア諸国等に対し積極的な国際協力を進める上で、外務省等との連携が重要である。

第8 人権の尊重

1 人権の擁護及び個人情報の保護

保健所、医療機関、医療保険事務担当部門、障害者施策担当部門等においては、人権の尊重及び個人情報の保護を徹底することが重要であり、所要の研修を実施すべきである。また、人権や個人情報の侵害に対する相談方法や相談窓口に関する情報を提供することも必要である。なお、相談に当たっては、専用の相談室を整備するなどの個人情報を保護する措置が必要である。さらに、報道機関には、患者等の人権擁護や個人情報保護の観点に立った報道姿勢が期待される。また、就労斡旋・相談窓口、企業の採用担当窓口及び企業内においても、人権の尊重及び個人情報の保護を徹底することが重要である。

2 偏見や差別の撤廃への努力

患者等の就学や就労を始めとする社会参加を促進することは、患者等の個人の人権の尊重及び福利の向上だけでなく、社

会全体の感染に関する正しい知識や患者等に対する理解を深めることになる。また、個人や社会全体において、知識や理解が深まることは、個人個人の行動に変化をもたらし、感染の予防及びまん延の防止に寄与することにもつながる。このため、厚生労働省は、文部科学省、法務省等の関連省庁や地方公共団体との連携を強化し、人権教育及び人権啓発の推進に関する法律（平成十二年法律第百四十七号）第七条に基づく人権教育・啓発に関する基本計画を踏まえた人権教育・啓発事業と連携し、患者等や個別施策層に対する偏見や差別の撤廃のための正しい知識の普及啓発を行うとともに、偏見や差別の撤廃に向けての具体的資料を作成することが重要である。

特に、患者等が健全な学校生活を送り、職業を選択し、生涯を通じて働き続けるために、学校や職場における偏見や差別の発生を未然に防止することが重要であり、NGO等と連携し、社会教育も念頭に置きつつ、医療現場や学校、企業等に対して広くHIV感染症への理解を深めるための人権啓発を推進するとともに、事例研究や相談窓口等に関する情報を提供することが必要である。

3 個人を尊重した十分な説明と同意に基づく保健医療サービスの提供

HIV感染の特性に鑑み、検査、診療、相談、調査等の保健医療サービスの全てにおいて、利用者及び患者等に説明と同意に基づく保健医療サービスが提供されることが重要である。そ

のためにも、希望する者が容易に安心して相談の機会が得られるよう、保健所や医療機関における職員等への研修等を推進するとともに、これらを含む関係機関とNGO等の連携が重要である。

第9 施策の評価及び関係機関との連携

1 施策の評価

厚生労働省は、関係省庁間連絡会議の場等を活用し、関係省庁及び地方公共団体が講じている施策の実施状況等について定期的に報告、調整等を行うこと等により、総合的なエイズ対策を実施するべく、関係省庁の連携をより一層進める必要がある。

また、都道府県等は、感染症予防計画等の策定又は見直しを行う際には、重点的かつ計画的に偏りなく進めるべき (1) 正しい知識の普及啓発、(2) 保健所等における検査・相談体制の充実及び (3) 医療提供体制の確保等に関し、地域の実情に応じて施策目標等を設定し、実施状況等を複数年にわたり評価することが重要である。施策の目標等の設定に当たっては、基本的には、定量的な指標に基づくことが望まれるが、地域の実情及び施策の性質等に応じて、定性的な目標を設定することも考えられる。

なお、国は、国や都道府県等が実施する施策の実施状況等をモニタリングし、その結果を定期的に情報提供するとともに、

施策を評価し、必要に応じて改善する。感染者・患者の数が全国水準より高いなどの地域に対しては、所要の技術的助言等を行うことが求められる。また、研究班により得られた研究成果を引き続き研究や事業に活かすことができるよう、患者等、医療関係者、NGO等の関係者と定期的に意見を交換すべきである。

2 各研究班、NGO等との連携

　国及び都道府県等は、総合的なエイズ対策を実施する際には、各研究班、NGO等との連携が重要である。特に、個別施策層を対象とする各種施策を実施する際には、各研究班、NGO等と横断的に連携できる体制を整備することが望ましい。また、NGO等の情報を、地方公共団体に提供できる体制を整備することも望まれる。

　なお、継続的に質の高い施策を実施するためには、NGO等の基盤強化のための環境整備、支援が望まれる。

　あわせて、国及び都道府県等は、各種施策におけるNGO等との連携が有効なものとなるよう、その施策の内容を評価する体制を整備することが重要である。

オーラルセックス（口腔性交）による
性感染症に関するQ&A

2012年11月26日
厚生労働省

Q1 オーラルセックス（口腔性交）とはどんな行為ですか。
A1 口又は舌を使って相手の性器を刺激する行為です。

Q2 オーラルセックス（口腔性交）で性感染症に感染したらどうなりますか。
A2 オーラルセックスにより性感染症に感染するということには2つの意味があります。ひとつは、「性器にいる病原体がオーラルセックスにより口腔内に感染を起こす」という意味、もうひとつは「口腔内にいる病原体が性器に感染を起こす」という意味です。どちらの場合も、自覚症状がある場合とない場合とがあります。

　特にオーラルセックスで、性器から口腔に感染した場合は無症状のことが多いので、自分が感染していることに気付かないままに、更に別の性交渉相手にオーラルセックスを介して性器に感染させてしまうことがあります。

Q3 オーラルセックス（口腔性交）によりどんな性感染症に感染するのですか。

A3　オーラルセックスで感染する性感染症には淋菌感染症、クラミジア感染症、ヘルペス感染症、梅毒などがあります。

　これらの病気の概要を説明します。

(1)　淋菌感染症：淋菌という菌が引き起こす病気です。男性では尿道炎（尿の出始めの痛み、陰茎の尿道口からの黄色で粘い膿）、女性では子宮頸管炎（帯下増、約半数で無症状）が起こります。潜伏期間（感染機会から症状が出るまで）は2～7日ですが、女性では、自覚症状がないまま、骨盤腹膜炎で発症し、強い下腹部痛をきたすことがあります。更に上腹部まで感染が進展すると肝臓周囲炎を起こし、激烈な上腹部痛をきたします。治療には抗菌薬が用いられ、単回投与（注射）で尿道炎や子宮頸管炎は治る場合が多いのですが、腹膜炎になると入院治療が必要となる場合があります。

(2)　クラミジア感染症：クラミジア・トラコマティスという菌が引き起こす病気です。淋菌感染症と同様の感染部位ですが、潜伏期間は1～3週間ですが、男性の尿道炎でも症状は弱く、半数が気付かないまま保菌しています。より深部の精巣上体炎（陰嚢内容が腫れて痛くなる）で発症することもあります。女性でも7～8割が子宮頸管炎の状態では気付かず、腹膜炎症状で発症することも少なくありません。症状がないままに卵管癒着等が起こり不妊症の原因となることもあります。治療は深部感染に至っていなければ、抗菌薬の内服で治すことができますが、精巣上体炎や腹膜炎では、かなり長期の投薬が必要です。

(3)　ヘルペス感染症：単純ヘルペスウイルスは口唇や口腔内

に水疱・潰瘍をきたし、この感染症は痛みを伴い、治っても再発を繰り返します。症状がない時でもウイルスの排泄は続いているといわれ、オーラルセックスでこのウイルスが性器に感染し、2～5日の潜伏期を経て性器ヘルペスとして男性では亀頭や包皮に、女性では陰唇を中心に水疱・潰瘍・痛みをもたらします。治療には抗ウイルス薬の投与が行われます。

(4) 梅毒：口唇・口腔内にも梅毒病変ができることがあり、梅毒トレポネーマという菌がオーラルセックスによって、性器に病変を作ります。性行為後約3週間の潜伏期を経て男性では陰茎亀頭部やその上の包皮、女性では陰唇部に初期硬結という痛みのない硬い病変ができ、次第に崩れ、硬性下疳と呼ばれるやはり無痛の潰瘍となります。この病変は自然に吸収され良くなりますが、病気が治ったわけではなく、そのあと全身感染となり、約3か月後にはⅡ期病変と呼ばれる手のひら・足の裏を中心に乾いた発疹が現れ、進んでいきます。治療には抗菌薬が使われます。

Q4　オーラルセックス（口腔性交）による性感染症はどのくらいあるのですか。
A4　性交渉の際にオーラルセックスを行うカップルは特に若い世代に多く、調査の結果では7割以上で行われており、その際にコンドームを使用するのは2割程度という調査報告があります。

　また、性器に淋菌をもっている人の10～30％、クラミジアをもっている人の10～20％で、口腔内にもこれらの菌が認め

られると報告されています。

このため、オーラルセックスにより性感染症が拡がることが懸念されています。

Q5 オーラルセックス（口腔性交）による性感染症の心配があった場合はどこに受診すればよいですか。
A5 性感染症は一般的に男性では泌尿器科又は皮膚科、女性では産婦人科で診察されており、また、口腔内の性感染症に関しては耳鼻咽喉科で診察している場合もあります。予め電話してから受診することをお勧めします。

Q6 オーラルセックス（口腔性交）による性感染症の検査はどんな検査をするのですか。
A6 最近では、男性なら初尿と咽頭擦過検体の両方を、女性なら子宮頸管擦過検体と咽頭擦過検体の両方を検査することが多くなってきています。咽頭擦過検体の代わりに咽頭うがい液で口腔内に菌がいないかどうかを調べることの方が菌を見つけやすいという報告もあります。

Q7 オーラルセックス（口腔性交）で性感染症に感染しないためにはどうすればよいですか、予防方法はありますか。
A7 男性用コンドームを陰茎に装着することや、女性の性器にラップ等を使用することで感染のリスクを低くすることができます。ヘルペス感染症のように皮膚と皮膚の接触でも感染するものについては、コンドームやラップ等で防ぎきれない場合

もありますので、性器や口腔周囲に異変を感じる時は、オーラルセックス（口腔性交）を含めた性行為を差し控え、早期に医療機関を受診することが望まれます。

Ｑ８　キスだけでも性感染症はうつりますか。
Ａ８　仮にパートナーが口腔内に淋菌やクラミジアを有していても、通常のキス程度であれば感染が成立するほどの暴露がないため、感染リスクは極めて低いと言えます。ただし、ヘルペス感染症のように皮膚と皮膚の接触でも伝播するものについては、キスする際に皮膚が接触することで感染する可能性があります。

Ｑ９　性感染症について相談できる機関はありますか。
Ａ９　性感染症については、全国の保健所で相談することができます。「性感染症について相談したい」旨を伝えれば担当者につながります。

保健所の連絡先：http://www.phcd.jp/03/HClist/（全国保健所長会ＨＰ）

　また、厚生労働省では性感染症も含めた感染症全般について相談をお受けしています。

感染症・予防接種相談窓口
※平成28年4月1日から電話番号が変わりました
子宮頸がん予防（ＨＰＶ）ワクチンを含む予防接種、インフルエンザ、性感染症、

その他感染症全般について相談にお応えします。
※行政に関するご意見・ご質問は受け付けておりません。
※本相談窓口は、厚生労働省が業務委託している外部の民間会社により運営されています。

電話番号：0422-70-1485
(午前9時～午後5時(土日祝日、年末年始を除く))

(このQ＆Aは、厚生労働科学研究の「性感染症に関する特定感染症予防指針に基づく対策の推進に関する研究班(代表研究者：荒川創一教授)」の協力により作成されました。)

(参照元)厚生労働省　性感染症
http://www.mhlw.go.jp/seisakunitsuite/bunya/kenkou_iryou/kenkou/kekkaku-kansenshou/seikansenshou/

梅毒に関する Q&A

2015 年 2 月 27 日
厚生労働省

【梅毒の発生状況について】

日本では 1948 年から梅毒の発生について報告の制度*がありますが、報告数は、年間に約 11,000 人が報告された 1967 年以降、減少傾向にあります。*1999 年に制度の変更がありました。

近年では 2012 年に 875 例、2013 年に 1,228 例、2014 年に 1,671 例の報告があり、過去と比較すると少ないものの、報告数が増加傾向にあり、引き続き注意が必要です。

＜参考＞ IASR 2015 年 2 月 http://www0.nih.go.jp/niid/idsc/iasr/36/420j.pdf

Q1 梅毒とはどのような病気ですか？
A1 梅毒は、性的な接触（他人の粘膜や皮膚と直接接触すること）などによってうつる感染症です。原因は梅毒トレポネーマという病原菌で、病名は症状にみられる赤い発疹が楊梅（ヤマモモ）に似ていることに由来します。感染すると全身に様々な症状が出ます。

早期の薬物治療で完治が可能です。検査や治療が遅れたり、治療せずに放置したりすると、長期間の経過で脳や心臓に重大な合併症を起こすことがあります。時に無症状になりながら進行するため、治ったことを確認しないで途中で治療をやめてし

まわないようにすることが重要です。また完治しても、感染を繰り返すことがあり、再感染の予防が必要です。

Q2　感染するとどのような症状が現れるのですか？
A2　感染したあと、経過した期間によって、症状の出現する場所や内容が異なります。

第Ⅰ期：　感染後約3週間

　初期には、感染がおきた部位（主に陰部、口唇部、口腔内、肛門等）にしこりができることがあります。また、股の付け根の部分（鼠径部）のリンパ節が腫れることもあります。痛みがないことも多く、治療をしなくても症状は自然に軽快します。

　しかし、体内から病原体がいなくなったわけではなく、他の人にうつす可能性もあります。感染した可能性がある場合には、この時期に梅毒の検査が勧められます。

第Ⅱ期：　感染後数か月

　治療をしないで3か月以上を経過すると、病原体が血液によって全身に運ばれ、手のひら、足の裏、体全体にうっすらと赤い発疹が出ることがあります。小さなバラの花に似ていることから「バラ疹（ばらしん）」とよばれています。

　発疹は治療をしなくても数週間以内に消える場合があり、また、再発を繰り返すこともあります。しかし、抗菌薬で治療しない限り、病原菌である梅毒トレポネーマは体内に残っており、梅毒が治ったわけではありません。

アレルギー、風しん、麻しん等に間違えられることもあります。この時期に適切な治療を受けられなかった場合、数年後に複数の臓器の障害につながることがあります。

晩期顕性梅毒（感染後数年）
　感染後、数年を経過すると、皮膚や筋肉、骨などにゴムのような腫瘍（ゴム腫）が発生することがあります。また、心臓、血管、脳などの複数の臓器に病変が生じ、場合によっては死亡に至ることもあります。
　現在では、比較的早期から治療を開始する例が多く、抗菌薬が有効であることなどから、晩期顕性梅毒に進行することはほとんどありません。
　また、妊娠している人が梅毒に感染すると、胎盤を通して胎児に感染し、死産、早産、新生児死亡、奇形が起こることがあります（先天梅毒）。
＜参考＞IASR　2013年4月
http://www.nih.go.jp/niid/ja/syphilis-m/syphilis-iasrd/3456-kj3985.html

Ｑ３　どのような経路で感染するのですか？
Ａ３　主な感染経路は、感染部位と粘膜や皮膚の直接の接触です。具体的には、性器と性器、性器と肛門（アナルセックス）、性器と口の接触（オーラルセックス）等が原因となります。

Ｑ４　梅毒に感染したかどうかについて、どのような検査を行

いますか？また検査はどこで受けられますか？

A4　梅毒に感染したかどうかは医師による診察と、血液検査（抗体検査）で判断します。どの医療機関でも検査は可能です。第Ⅰ期の最初の数週間は抗体検査をしても陽性反応が出ないことがあるため、感染してから十分な期間（約3週間）をおいて、検査結果を確認する必要があります。

　地域によっては保健所で匿名／無料で検査をできるところもあります。検査結果を正確に判断するために、感染の可能性がある時期や感染の予防状況（コンドーム使用等）について、医師に伝えましょう。梅毒に感染していたとわかった場合は、周囲で感染の可能性がある方（パートナー等）と一緒に検査を行い、必要に応じて、一緒に治療を行うことが重要です。

Q5　どのような治療が行われますか？

A5　一般的には、外来で処方された抗菌薬を内服することで治療します。内服期間等は病期により異なり、医師が判断します。病変の部位によっては入院のうえ、点滴で抗菌薬の治療を行うこともあります。

　医師が治療を終了とするまでは、処方された薬は確実に飲みましょう。性交渉等の感染拡大につながる行為は、医師が安全と判断するまではひかえましょう。

　また、周囲で感染の可能性がある方（パートナー等）と一緒に検査を行い、必要に応じて、一緒に治療を行うことが重要です。

Q6 どのようにすれば感染を予防できますか？
A6 感染部位と粘膜や皮膚が直接接触をしないように、コンドームを使用することが勧められます。ただし、コンドームが覆わない部分の皮膚などでも感染がおこる可能性があるため、コンドームを使用しても、100％予防できると過信はせず、皮膚や粘膜に異常があった場合は性的な接触を控え、早めに医療機関を受診して相談しましょう。

Q7 無事に治療が終わりました。一度梅毒になったので、もう免疫があると考えてよいですか？
A7 梅毒の感染は、医師が検査で血液中の免疫（抗体）を確認して判断をします。感染した人の血液中には、一定の抗体がありますが、再感染を予防できるわけではありません。このため、適切な予防策（コンドームの使用、パートナーの治療等）が取られていなければ、再び梅毒に感染する可能性があります。

【参考】
国立感染症研究所
http://www.nih.go.jp/niid/ja/diseases/ha/syphilis/392-encyclopedia/465-syphilis-info.html

石 和久（いし・かずひさ）

昭和22年　東京生まれ
昭和48年　順天堂大学医学部卒業
医学博士
　順天堂大学浦安病院検査科科長
　同大学院病態解析学教授
　東京歯科大学客員教授
　日本臨床検査医学会理事　専門医
　日本病理学会評議員　専門医
　日本臨床細胞学会評議員　編集委員　専門医
　日本性感染症学会　評議員
などを歴任　順天堂大学名誉教授

増補版 今若者が危ない性感染症
──青少年のための性感染症の基礎知識──

2016年8月25日初版第一刷発行

著　者：石　和久
発行者：中野　淳
発行所：株式会社 慧文社
　　　〒174-0063
　　　東京都板橋区前野町4-49-3
　　　〈TEL〉03-5392-6069
　　　〈FAX〉03-5392-6078
　　　E-mail:info@keibunsha.jp
　　　http://www.keibunsha.jp/
印刷・製本：モリモト印刷株式会社
ISBN978-4-86330-172-6
落丁本・乱丁本はお取替えいたします。

慧文社の医学関連書籍

離床の不安を自信に変える脳卒中急性期における看護ケアとリハビリテーション完全ガイド
昴川 元・監修　B5判・並製・定価:本体3800円+税

誰も教えてくれないコツがここにある！
フィジカルアセスメント完全攻略Book
昴川 元・監修　B5判・並製・定価:本体3800円+税

実践！早期離床完全マニュアル
新しい呼吸ケアの考え方
昴川 元・編著　B5判・並製・定価:本体3800円+税

急変なし長生き元気の血液透析の実際
透析文化支援システムの構築を目指して
矢花眞知子・著　A5判・並製・定価:本体2500円+税

知りたい！医療放射線
早渕尚文／井上浩義・編　A5判・並製・定価:本体2000円+税

カウンセリング論
看護師による「カウンセリング事例」集
北島謙吾・編　A5判・並製・定価:本体2000円+税

写真とイラストで学べる
レジスタンストレーニングの基礎の基礎
岩本紗由美・著　B5判・並製・定価:本体2800円+税

解剖学に基づくテーピングの基礎の基礎
岩本紗由美・著　B5判・並製・定価:本体1500円+税

公衆衛生におけるインフォームド・コンセント
齲歯予防と水道水中のフッ化物
二宮一枝・著　A5判・並製・定価:本体2000円+税